中西医结合

U0266773

中西医结合耳鼻咽喉科
临床手册

郭 裕 阮 岩 主编

科学出版社

北京

内 容 简 介

　　本书内容分耳鼻咽喉科常见检查法、常见治疗操作、耳科疾病、鼻科疾病、咽喉科疾病等。每种疾病分定义、诊断要点、鉴别诊断、治疗等,简明扼要地介绍了耳鼻咽喉科临床常见病、多发病和部分中西医结合诊疗有特色的疾病。在中西医结合治疗中注重整体辨证与腔内局部辨证相结合,吸收近几十年来中西医结合事业取得的进展,其中辨证分型、立法选方,在力求公认的基础上,合理地加入编者的经验心得,做到既发挥中医学辨证论治、同病异治、异病同治的学术特色,又展现近些年来辨证与辨证相结合、微观辨证与宏观辨证相结合等方面的学术成果。

　　本书适合中医、中西医结合住院医师及规范化培训医师参考,也适合于中医、中西医结合耳鼻咽喉科医师、硕、博士研究生参考。

图书在版编目(CIP)数据

　　中西医结合耳鼻咽喉科临床手册/ 郭裕,阮岩主编. —北京:科学出版社,2016.3

　　(中西医结合诊疗手册系列丛书)

　　ISBN 978 - 7 - 03 - 047910 - 5

　　Ⅰ. ①中⋯　Ⅱ. ①郭⋯ ②阮⋯　Ⅲ. ①耳鼻咽喉病—中西医结合—诊疗—手册　Ⅳ. ①R76 - 62

　　中国版本图书馆 CIP 数据核字(2016)第 058832 号

责任编辑:潘志坚　陆纯燕
责任印制:谭宏宇 / 封面设计:殷　靓

斜 学 出 版 社 出版

北京东黄城根北街 16 号
邮政编码:100717

http://www.sciencep.com

南京展望文化发展有限公司排版
上海时友数码图文设计制作有限公司 印刷
科学出版社发行　各地新华书店经销

＊

2016 年 3 月第　一　版　开本:787×1092　1/32
2024 年 3 月第十次印刷　印张:8
字数:200 000

定价:50.00 元

(如有印装质量问题,我社负责调换)

《中西医结合耳鼻咽喉科临床手册》
编辑委员会

主　　编　郭　裕　阮　岩

副 主 编　黄春江　王丽华

编　　委（按姓氏笔画排序）

马胜民　王　杰　王丽华

王培源　寻满湘　阮　岩

孙铭涓　张　健　郭　裕

黄　卫　黄春江

前　言

随着近年来人民生活水平的提高,人们对耳鼻咽喉疾病的诊疗要求也日益提高。而单纯的西医或中医在治疗特定疾病时存有局限性,使得中西医结合耳鼻咽喉科科学事业蓬勃发展,并取得巨大成就。这不但使许多难治性疾病有了改善甚至治愈的希望,而且在学术上形成了有中医特色的医学氛围,日益受到世界科学界的重视。

本书总结成功经验,推进耳鼻咽喉科的中西医学术结合。既注重传承中医学学术特色,也吸收近年来总结的中西医结合耳鼻咽喉科科学新进展,全身辨证与腔内局部辨证相结合。选入病种贴近临床门诊与病房实际情况,以常见病、多发病为主。结构体系上努力减少分型数量,证型更贴近临床实际,做到让低年资医师看得懂、用得上。并在治疗上提供一些编者自己多年实践的经验方,以便广大青年医师学习。

本书编写成员均为一线临床医师,主要汇集了上海、广州、云南、江苏等地区高年资的主任、教授，也有中年一线骨干，还有部分年轻新锐，充分做到老、中、青三结合，保证了本书的质量和先进性。

希望本书的出版，给临床低年资医师提供一些深入浅出的中西医结合耳鼻咽喉科科学知识，提高临床诊疗水平，方便临床医师随时查阅，更进一步地推进中西医结合耳鼻咽喉科科学事业的发展。

主　编

2015.10.30

目 录

第一章

耳鼻咽喉科常用检查法

第一节 耳的检查法

一、外耳及耳周检查法

观察耳郭及周围组织是否有病变,如两侧耳郭是否对称,有无畸形、新生物,以及皮肤有无红肿或肿胀隆起、疱疹、糜烂、渗液、结痂、皮肤增厚、创伤等。

检查外耳道时成人应将耳郭向后上外方牵拉,使外耳道变直,示指将耳屏向前推压,使外耳道口扩大,婴幼儿应将耳郭向后下外方牵拉,以便窥清外耳道和鼓膜。如外耳道狭小或汗毛多可借助耳镜进行检查。观察外耳道有无闭锁、狭窄、塌陷或红肿、耵聍、异物、新生物、分泌物,如有分泌物应注意其颜色、性状、气味和量。

检查乳突尖,鼓窦区有无红肿、压痛;观察耳周有无瘘管开口、红肿或化脓;牵拉耳郭和按压耳屏,有无疼痛。

二、鼓膜检查法

检查鼓膜应注意其正常标志是否改变,有无内陷、外凸、液平、充血、疱疹、肉芽、钙斑或增厚等病变;活动度是否正常及有无穿孔(注意穿孔大小、位置、形状),用电耳镜或硬性耳内镜可发现鼓膜的细微病变;当外耳道有耵聍、分泌物、异物时应于清除后再观察鼓膜。

三、咽鼓管功能检查法

咽鼓管功能障碍与多种中耳疾病的发生、发展和预后有关。故咽鼓管功能检查为耳科临床常用检查法。

1. 声导抗仪检查法　将探头置于外耳道并密封，将压力调至 $-200\,mmH_2O$，嘱被检查者吞咽数次，咽鼓管功能正常则压力在正常范围(约 $0\,mmH_2O$)。如数次吞咽后负压不能下降到 $-150\,mmH_2O$，为咽鼓管功能障碍；如吞咽一次压力即在正常范围，为咽鼓管异常开放。

2. 捏鼻吞咽法　比较捏鼻吞咽前后的鼓室导抗图，如图像峰压有明显移动表明咽鼓管功能正常，反之为咽鼓管功能障碍。

四、听觉功能检查法

1. 音叉试验　通过音叉检查气导和骨导听力，初步判断受检者听力损失的性质。常用的检查方法有林纳试验(气骨导对比试验)、韦伯试验(骨导偏向试验)、施瓦巴赫试验(骨导敏感试验)、盖来试验(镫骨活动试验)。

2. 纯音听力测试　纯音听力计是根据电声学原理设计的仪器，可发出不同频率和不同强度的纯音，用于测试人耳听觉功能，判断是否有听力障碍、听力障碍的程度，并对引发耳聋的病位和类型做出初步诊断。

测试项目包括气导和骨导，先测试气导，再测试骨导。两种纯音听图以频率(Hz)为横坐标，声级(dB)为纵坐标的坐标图，或称听力曲线。将受试耳各个不同频率的听阈连线，形成气导和骨导听力曲线，对最大声强无听觉时，在该处记录向下箭头"↓"并与相邻符号不连线。一般以 500 Hz、1 000 Hz 和 2 000 Hz 三个频率的气导听阈值平均数来评价耳聋的程度：25～40 dB 为轻度聋，

41～55 dB 为中度聋,56～70 dB 为中重度聋,71～90 dB 重度聋,＞90 dB 为极度聋又称全聋。根据听力曲线的特点,可判断耳聋的性质:如骨导正常或接近正常,气导下降(气骨导间距＞10 dB,一般≤40 dB),气导曲线平坦或以低频听力下降为主而呈上升型者,多为传导性聋;如气骨导间距＞40 dB,可考虑为听骨链中断。气导骨导曲线一致性下降,一般以高频听力下降较重,曲线呈渐降型或陡降型者,多为感音神经性聋,兼有上述两种听力曲线特点者为混合性聋。

3. 纯音阈上听功能测试　即用声强大于受检耳听阈的声音测试其听觉功能的试验,对于鉴别耳聋性质及病变部位有一定的参考意义。测试包括病理性听觉适应现象测验、响度重振试验。

4. 言语测听法　将录入标准词汇的言语信号通过收录机或 CD 机传入听力计耳机进行测试,不但可弥补纯音阈测听法的不足,而且有助于耳聋病变部位的诊断、助听器效能的评估及耳蜗植入术后听觉康复训练的评价。

五、声导抗测试法

声导抗测试法即客观测试中耳传音系统、内耳功能、听神经和脑干听觉通路功能的方法。根据鼓室导抗曲线图的形态、峰压点、峰的高度及曲线的坡度等,可较客观地反映鼓室内各种病变情况,如中耳内压力、咽鼓管功能、中耳传音系统病变及中耳有无积液等。

A 型:中耳功能正常;As 型:耳硬化、听骨固定、鼓膜明显增厚;Ad 型:听骨链中断、鼓膜萎缩、咽鼓管异常开放、愈合性穿孔;B 型:鼓室积液、中耳粘连;C 型:咽鼓管功能障碍。

六、前庭功能检查法

前庭功能检查有两大类:平衡功能检查和眼震检查。

(一) 平衡功能检查

平衡功能检查分为静平衡功能检查和动平衡功能检查两大类。

1. **闭目直立检查法** 该方法是最常用的静平衡功能检查法。让受试者直立,两脚并拢,两手手指互扣于胸前并向两侧拉紧,观察受试者睁眼及闭目时身体有无倾倒。平衡功能正常者无倾倒,迷路病变则倒向眼震慢相侧,小脑病变者倒向病侧或向后倒。

2. **过指试验** 检查者与受试者相对而坐,检查者双手置于前下方,伸出两手示指,受试者睁眼、闭目各数次,用两手示指轮流碰触置于前下方的检查者示指。正常人均能准确接触目标,迷路病变者双臂偏向眼震慢相侧,小脑病变者仅有一侧上臂偏移。

3. **行走试验** 该方法是动平衡功能检查法。受试者闭眼,向正前方行走5步,然后后退5步,如此行走5次,观察其步态,并计算起点与终点之间的偏差角度。偏差角度>90°者,表示两侧前庭功能有显著差异。中枢性病变患者常有特殊的蹒跚步态。

(二) 眼震检查

眼球震颤(简称眼震)是眼球的一种不随意的节律性运动。前庭周围性病变、中枢性病变及一些眼病均可引发眼震。前庭性眼震由交替出现的慢相和快相运动组成。慢相为眼球转向某一方向的缓慢运动,由前庭刺激所引起;快相则是眼球的快速回位运动,为中枢的矫正性运动。慢相朝向前庭兴奋性较低的一侧,快相朝向前庭兴奋性较高的一侧。因快相便于观察,故通常将快相所指方向作为眼震方向。按眼震方向的不同,可分为水平性、垂直性、旋转性及对角性等。眼震方向可呈联合形式出现,如水平-旋转性、垂直-旋转性等。

眼震的检查方法有裸眼检查法、Frenzel眼镜检查法、眼震电图描记法三种。

根据检查时是否施加诱发因素可分为自发性眼震与诱发性眼

震两大类。

1. **自发性眼震检查法**　自发性眼震是一种无须通过诱发措施即已存在的眼震。检查者立于受检者的正前方 40~60 cm 处，用手指引导受试者眼向左、右、上、下及正前方五个基本方向注视（检查者手指向两侧移动偏离中线的角度不能超过 20°~30°），观察有无眼震及眼震的方向、强度等。

2. **诱发性眼震检查法**

(1) 位置性眼震：即当患者头部处于某一位置时引发的眼震。检查时可取以下三种头位：① 坐位，头向左、右，前俯、后仰各 45°~60°；② 仰卧位，头向左、右扭转；③ 仰卧悬头位，头向左、右扭转。在每一头位观察记录至少 30 秒，变换位置时要缓慢进行。

(2) 变位性眼震：即头位和体位迅速改变时诱发的眼震，主要用于诊断良性阵发性位置性眩晕。受试者坐在检查台上，头平直，检查者立于其右侧，双手扶其头，按以下步骤进行检查：坐位→头向右转 45°→仰卧右侧 45°悬头→坐位→头向左转 45°→仰卧左侧 45°悬头→坐位。每次变位要在 3 秒内完成，每次变位后，应观察、记录 20~30 秒，注意潜伏期、眼震性质、振幅、方向、慢相角速度及持续时间，有无眩晕、恶心、呕吐等。若有眼震，要连续观察、记录 1 分钟，待眼震消失后再变换至下一体位。

(3) 温度试验：即将(体温±7)℃的冷、温水或空气注入外耳道内以诱发前庭反应，可用于研究前庭重振与减振、固视抑制等，以区别周围性和中枢性前庭系病变。

(4) 旋转试验：主要分为两类，正弦脉冲式旋转试验和摆动旋转试验，可判断外周前庭功能状况。

(5) 瘘管试验：将鼓气耳镜置于外耳道塞紧并交替加、减压力，同时观察有无眼动和眩晕。如出现眼球偏斜或眼震并伴眩晕感，为瘘管试验阳性；无眼球偏斜或眼震仅有眩晕感者为弱阳性，提示有可疑瘘管；无任何反应为阴性。瘘管试验阴性不排除瘘管存在的可能。

第二节　鼻的检查法

一、外鼻检查法

外鼻检查主要观察外鼻有无形态、皮肤色泽的改变,有无充血、肿胀、隆起,触诊有无压痛、皮肤增厚、变硬;鼻背有无塌陷;鼻梁有无歪斜等。

二、鼻腔检查法

(一) 鼻前庭检查法

被检查者头稍后仰,检查者用拇指推起鼻尖并左右轻移动。观察鼻前庭皮肤有无充血、肿胀、局限性隆起、溃疡、渗液、结痂、皲裂、新生物等。

(二) 前鼻镜检查法

手持前鼻镜,先将前鼻镜两叶合拢,与鼻腔底平行置入鼻前庭(勿超过鼻阈以免引起疼痛或损伤鼻黏膜导致出血),然后将两叶轻缓张开进行检查,取出前鼻镜时,勿将两叶完全闭合,以免夹住鼻毛,引起疼痛。鼻腔的检查一般由下向上、由内向外、由前向后的顺序进行。如鼻黏膜肿胀,可用 1‰麻黄素生理盐水喷入鼻腔,收缩鼻黏膜后再行检查。注意观察鼻甲黏膜颜色,有无充血、肿胀、肥厚样或息肉样改变、干燥或萎缩、有无溃疡或粘连;各鼻道有无分泌物及分泌物的量、色和性状；鼻中隔有无偏曲、黏膜糜烂或肥厚、血管扩张、出血点、穿孔；鼻腔有无异物、息肉和肿瘤。

正常鼻腔黏膜表面光滑、湿润、淡红色，鼻甲黏膜有弹性，各鼻道与鼻底无分泌物。

(三) 后鼻镜检查法

后鼻镜检查用于检查后鼻孔、上鼻甲、各鼻道后端及鼻咽部。被检查者头稍前倾张口，检查者一手持压舌板，压下舌体，另一手持稍加温的后鼻镜置于软腭与咽后壁之间，调整镜面，当镜面移向前位，可见软腭背面及后鼻孔各部；镜面向左右两侧移动，可见咽鼓管咽口、圆枕及咽隐窝等；镜面移向水平位，可见鼻咽顶部和腺样体。对咽反射敏感者，可先用 1％丁卡因表面喷雾麻醉后再行检查。注意观察黏膜有无充血、肿胀、粗糙、隆起、出血和溃疡，是否有分泌物或痂皮，有无肿物等。

三、鼻窦检查法

(一) 视诊和触诊

观察前额、面颊、内眦及眉根部位皮肤有无红肿、压痛，局部有无隆起，眼球有无移位及运动障碍。根据压痛位置，有助于判定鼻窦病变原因。

(二) 鼻镜检查

1. 前鼻镜、后鼻镜检查　方法参照"鼻腔检查法"。

观察鼻道中有无分泌物及其量、色、性质和引流部位，检查各鼻道有无息肉或新生物。如中鼻道有分泌物，提示为前组鼻窦炎症；上鼻道有分泌物提示为后组鼻窦炎症。如疑似鼻窦炎而中、上鼻道未见分泌物，可先用 1％麻黄素生理盐水收缩鼻腔黏膜，然后采用体位引流法,若疑为上颌窦炎,让患者取侧卧低头位,患侧向上,疑为额窦或筛窦炎,则取正坐位,约 10 分钟后再观察鼻道中有无分泌物。

2. **纤维鼻咽镜检查**　先用 1‰丁卡因和 1‰麻黄素棉片麻醉并收缩鼻腔黏膜,用纤维鼻咽镜进行检查。可观察鼻中隔、鼻甲、鼻道、鼻窦开口、后鼻孔、鼻咽部,并可进行摄片或录像、直视下取活检或手术。纤维鼻咽镜检查可进入鼻腔的深部及各鼻窦,其检查直观、方便、可靠。

四、上颌窦穿刺冲洗法

上颌窦穿刺冲洗用于上颌窦疾病的诊断和治疗(上颌窦急性炎症期禁用)。注意冲出物的量和性状,必要时可将冲出物做细菌培养、药敏试验或细胞学检查。

五、X 线 检 查 法

常用位置有鼻颏位(华氏位),用于检查上颌窦,也可显示筛窦、额窦和鼻腔及眼眶;鼻额位或枕额位(柯氏位),用于检查额窦、筛窦,也可显示上颌窦、鼻腔和眼眶。X 线片可判断窦腔的发育情况、有无鼻窦炎性病变、占位性病变和骨质破坏等。计算机 X 线断层摄影(CT)与磁共振成像(MRI)已被广泛应用于临床,对鼻腔和鼻窦病变的诊断要比传统的 X 线片更加清晰准确。

六、鼻功能检查法

1. **鼻通气功能检查法**　用于检查鼻通气功能、鼻气道阻力大小、鼻气道狭窄部位、鼻气道有效横断面积等。可借助鼻测压计、声反射鼻量计进行检查。

2. 嗅觉功能检查法　用于检查嗅觉功能、嗅觉系统及其相关疾病的诊断。可借助嗅阈值浓度检查、嗅觉诱发电位进行检查。

3. 鼻自洁功能检查法　通过对鼻黏液纤毛传输系统的检查而判定鼻的自洁功能。可借助糖精实验进行检查。

第三节　咽喉的检查法

一、口咽检查法

被检查者正坐位,自然张口,检查者手持压舌板轻压被检查者舌前 2/3 处,观察口咽部黏膜色泽,扁桃体大小,软腭、腭舌弓和腭咽弓是否对称及活动情况等。观察黏膜有无充血、肿胀、萎缩、溃疡、分泌物、假膜、新生物,扁桃体隐窝口有无分泌物,咽后壁有无淋巴滤泡红肿、增生等。对咽反射敏感者,可先用 1% 丁卡因喷雾咽部,然后再进行检查。

二、鼻咽检查法

1. 间接鼻咽镜检查　方法参照"后鼻镜检查法"。
2. 纤维鼻咽镜检查　方法参照"纤维鼻咽镜检查法"。

三、喉咽检查法

喉咽检查参照喉部检查(间接喉镜检查、纤维喉镜检查)。

四、X 线检查法

诊断咽后壁、侧壁和深部等处病变及范围,可施行 X 线检查。如鼻咽侧位片、颈侧位片、茎突片、颏-顶位颅底片等。CT 和 MRI

检查可清晰显示咽部软组织病变及肿瘤的浸润范围,有利于鼻咽癌或翼腭窝肿瘤等的早期诊断。

五、喉的检查法

1. **喉的外部检查** 通过视诊和触诊观察喉是否在颈前正中、两侧是否对称,有无肿胀、触痛、畸形,颈部有无肿大的淋巴结或皮下气肿等。用手指轻轻捏住喉体,向两侧推移,观察喉关节有无移动和摩擦音,当喉癌发展到环后区时摩擦音往往消失。

2. **间接喉镜检查** 为常用而又简便的喉部和喉咽部检查方法。被检查者正坐位,张口将舌伸出,检查者用一手拇指和中指持纱布包裹被检查者舌前部并将舌向外下拉出,另一手持间接喉镜,镜面在酒精灯上稍加温,先在检查者手背上测试确定不烫,然后将喉镜放入被检查者咽峡,镜面朝前下方,用镜背将悬雍垂推向上方。观察舌根、会厌谷、会厌舌面、喉咽侧壁、喉咽后壁,然后嘱被检查者发"一"声,再观察会厌喉面、杓会厌壁、声带、室带、杓区、杓间区、梨状窝、声门下等喉咽及喉腔各部,发声时观察声带内收外展是否正常。咽反射敏感者,可先用1%丁卡因喷雾咽部做表面麻醉,然后再进行检查。

喉的正常表现为喉咽及喉腔黏膜呈淡红色、两侧对称,声带呈白色、表面光整、两侧对称,梨状窝无积液。检查时应注意各处黏膜有无充血、肿胀、溃疡、肿物和异物等,以及声带和杓状软骨活动是否正常。

3. **纤维喉镜检查** 其原理和使用方法同纤维鼻咽镜。可从鼻腔进入鼻咽、喉咽、喉腔或从口咽部进入进行检查,并可直接行活检、异物取出、息肉摘除术。因其图像清晰并可在视屏上进行动态观察、摄片、录像,可发现细微病变,为临床常用的检查方法。

4. **电子喉镜检查** 其原理和使用方法与纤维鼻咽镜相似,电子喉镜较纤维鼻咽镜具有更高的分辨率,故对鼻、咽喉病变的直观检查更加清晰。

5. 喉的 X 线检查 喉部 X 线检查可用于喉部肿瘤、喉软骨骨折、异物等的诊断。CT、MRI 检查可清晰显示喉部肿瘤的大小和浸润范围,有无淋巴结转移等情况。

第二章

耳鼻咽喉科常用治疗操作

第一节 耳部常用治疗操作

一、外耳道冲洗法

外耳道冲洗适用于外耳道异物、耵聍取出。

（1）患者取坐位，手握受水器紧贴患侧耳垂下方皮肤，准备接受冲洗时流出的冲洗液。操作者一手将耳郭轻轻牵引，尽量使外耳道拉直，一手持吸满冲洗液的注射器向外耳道后上壁方向冲洗。反复操作至异物或耵聍冲洗干净，最后用干棉签拭净外耳道，并检查外耳道皮肤有无损伤，视情况酌情涂敷消炎软膏。

（2）注意冲洗液温度不能过冷过热，以接近体温为宜；冲洗方向不可直对鼓膜；鼓膜穿孔者忌用此法。

二、鼓 膜 穿 刺 术

鼓膜穿刺适用于鼓室积液或积血等中耳疾病。

（1）成人可用表面麻醉剂进行鼓膜麻醉，不配合治疗的儿童可行全身麻醉。

（2）先行外耳道及鼓膜消毒：以针尖斜面较短的长针头，在无菌操作下从鼓膜前下方（或后下方）刺入鼓室，抽吸积液或积血。必要时可根据病情重复穿刺，抽液后可注入药物，促进疾病痊愈。

（3）亦可在耳内镜下进行穿刺，并借助吸引器将鼓室积液吸出。

三、鼓膜切开术

（1）多用于急性化脓性中耳炎，脓液已形成但鼓膜尚未穿孔，以致患者高热不退、耳内剧痛难忍者；亦可用于鼓室积液黏稠穿刺不能抽出者。

（2）成人可采用局部麻醉，小儿则需全身麻醉。用鼓膜切开刀在鼓膜前下象限做放射状或弧形切口，可有效引流脓液，或便于排出鼓室内黏稠分泌物。

（3）操作时应注意勿伤及鼓室内壁。

四、鼓室置管术

成人可采用局部麻醉，儿童则需全身麻醉。在鼓膜下方置入硅胶管，使鼓室与外界相通，以改善中耳负压、促进引流，亦便于进行鼓室冲洗和注射药物。术后应定期观察防止置管脱落。

五、咽鼓管吹张法

咽鼓管吹张适用于咽鼓管功能不良所致的疾病。

1. **咽鼓管间接吹张法** 多采用橡皮球吹张。嘱患者含一口水，将鼓气球前端的橄榄头塞于一侧前鼻孔并压紧对侧鼻翼。在患者吞咽水的瞬间迅速挤压橡皮球，将气流压入咽鼓管达鼓室，以改善中耳负压状态。

2. **耳咽管直接吹张法** 亦称导管吹张法。先收缩、麻醉鼻腔黏膜，将咽鼓管导管弯头朝下沿鼻底伸入至鼻咽部，当导管抵达鼻咽后壁时，将导管向内侧旋转 90°，轻轻钩住鼻中隔后缘，再向下、向外旋转 180°，进入咽鼓管咽口。然后一手固定导管，另一手适当用力挤压橡皮球吹气，此时患者可感到有空气进入耳内。如将听诊管一端塞于受试耳外耳道,另一端塞于检查者外耳道,则吹气时可借助听诊管的声音判断咽鼓管是否通畅。此法常用于治疗咽鼓管功能不良。注意避免吹张压力过大导致鼓膜破裂。

第二节 鼻部常用治疗操作

一、鼻骨骨折复位法

鼻骨骨折复位适用于鼻骨骨折有畸形移位者。

(1) 清理鼻腔后进行鼻腔表面麻醉,儿童可采用全身麻醉。使用鼻骨骨折复位钳或大小适宜的复位器,伸入鼻腔塌陷的鼻骨下方,将鼻骨向上、向外抬起。同时另一手拇指和示指在鼻外协助复位,使双侧鼻背对称。

(2) 双侧鼻骨塌陷时,可用鼻骨复位器伸入双侧鼻腔同时进行复位。若合并有鼻中隔骨折、脱位或外伤性偏曲时,可用鼻骨复位钳,或手术将鼻中隔先行复位,然后再行鼻骨复位。如骨折超过2周,则因骨痂形成复位困难,有时需开放式复位。

(3) 操作时注意复位器械伸入鼻腔不宜超过两内眦的连线。复位后,以凡士林纱条填塞双侧鼻腔,保留24～48小时。必要时外鼻需加固定。

二、下鼻甲黏膜下注射法

下鼻甲黏膜下注射适用于慢性肥厚性鼻炎下鼻甲黏膜肥厚者。

(1) 先行下鼻甲黏膜表面麻醉,用长针从下鼻甲前端游离缘刺入,向后直达下鼻甲后端,勿刺破黏膜;然后边退针边注射,直至针头退出为止。每侧可注入1～2 mL药液,注射后在进针处以棉球压迫止血。

（2）常用药物有 50% 葡萄糖生理盐水、80% 甘油、5% 石炭酸甘油。亦可选用川芎嗪、复方丹参注射液等活血化瘀中药。

三、上颌窦穿刺冲洗术

上颌窦穿刺冲洗适用于上颌窦炎，在全身症状消退和局部炎症基本控制后进行。

（1）先将鼻黏膜收缩麻醉，并以卷棉子浸麻醉药置于下鼻道外侧壁、距下鼻甲前端 1～1.5 cm 的部位。待麻醉充分后将上颌窦穿刺针尖端放入进针部位，针头指向外眼角并固定住。

（2）穿刺时，一手固定患者头部，一手以拇指、示指和中指持针，掌心顶住针尾，稍加用力钻动即可穿通骨壁，进入窦腔有"落空"感，拔出针芯，接上注射器回抽检查有无空气或脓液，判断针头是否在窦腔内，确认针尖进入窦内后方可冲洗。

（3）上颌窦如有积脓，脓液即可经窦口自鼻腔冲出。反复冲洗至脓液彻底干净。亦可在脓液冲净后注入抗生素药液。冲洗结束退出穿刺针，一般情况穿刺部位出血极少，前鼻孔放置棉球避免血液流出即可。

（4）冲洗完毕后应记录脓液性质（黏脓、脓性、蛋花样或米汤样）、颜色、气味和脓量。根据病情每周可冲洗 1 或 2 次。

（5）并发症：① 因进针部位偏前，针刺入面颊部软组织造成面颊部皮下气肿或感染；② 因进针方向偏上或用力过猛，针头穿入眼眶内造成眶内气肿或感染；③ 针头穿通上颌窦后壁进入翼腭窝造成翼腭窝感染；④ 针头刺入较大血管并注入空气后造成气栓。

（6）注意事项：① 进针部位和方向要正确，用力适中，有"落空"感后即刻停止进针；② 在未确定针头进入窦腔时切忌注入空气；③ 冲洗如遇阻力则说明针尖可能不在窦腔内，或在窦壁黏膜下，此时应调整针尖位置和深度然后再试冲，如仍有较大阻力应停止冲洗;窦口堵塞亦可产生冲洗阻力,此时如能判断针尖确在窦腔内,稍加用力即可冲出,如阻力仍大应停止冲洗;④ 冲洗时密切观察患者眼球及面颊部,患者如诉眶内胀痛或眼球有被挤压出的感觉,或发现面颊部肿起时应停止冲洗;⑤ 穿刺过程中如患者出现晕针、虚脱等意外时,立即拔除穿刺针,使患者平卧,给予必要处理并密切观察;⑥ 拔针后如遇出血不止,可在进针部位压迫止血;⑦ 如疑有气栓形成,应立即使患者左侧卧头低位,以免气栓进入颅内血管和冠状动脉,并给吸氧及采取其他急救措施。

四、鼻窦负压置换术

鼻窦负压置换适用于慢性额窦炎、筛窦炎和蝶窦炎及全组鼻窦炎者。原理是用负压吸引抽出窦腔积脓并将药液压入鼻窦。

1. 操作　患者取仰卧头低垂位。收缩鼻黏膜后将连接吸引器的橄榄头塞紧治疗侧前鼻孔,同时指压另一侧鼻翼封闭对侧鼻孔,嘱患者间断发“开、开、开”声音,在发音同时启动吸引器(负压不超过 24 kPa),持续 1～2 秒即停,如此反复数次。吸净脓液后向鼻腔滴入药液。

2. 原理　当橄榄头塞住前鼻孔和指压另一侧鼻翼封闭鼻孔并令患者发“开”音时,软腭上提,鼻腔和鼻咽腔暂时处于封闭状态,同时开动吸引器,使鼻腔处于负压,于是窦内脓液经窦口排入鼻腔,继而被吸除;当“开”音中断时,软腭复位,鼻腔和鼻咽腔开放,鼻腔压力与大气压相等,而窦内却处于负压,于是鼻腔内药液经窦口进入窦腔,利用鼻腔和鼻窦内正负压交替改变而达到治疗目的。

五、鼻腔填塞止血术

1. 使用可吸收性材料　如明胶止血海绵、纤维蛋白绵等,亦可在明胶海绵上蘸云南白药或酚磺乙胺等外用止血药。填塞时仍须加一定压力,亦可用凡士林油纱条加压。此法较适于鼻黏膜弥漫性渗血。

2. 前鼻孔纱条填塞 可用凡士林油纱条、碘仿纱条、抗生素油膏纱条等。① 将纱条一端双叠约 10 cm,将其折叠端置于鼻腔后上部嵌紧,然后将双叠的纱条分开,短端贴鼻腔上部,长端平贴鼻腔底,形成一向外开放的"口袋";② 将长端纱条填入"口袋"深处,自上而下、从后向前进行填塞,使纱条紧紧填满鼻腔,剪去前鼻孔多余纱条;③ 凡士林油纱条填塞时间一般为 24～48 小时,如需延长填塞时间,应给予抗生素抗感染,填塞一般不超过 5 日,否则可能引起局部压迫性坏死及鼻腔感染。

3. 后鼻孔栓塞 ① 先用凡士林纱布制作成与后鼻孔直径相似的锥形纱球,尖端系粗丝线 2 根,底端系 1 根;② 用导尿管伸入出血侧前鼻孔直至口咽部,以长弯血管钳将导尿管头端牵出口外,尾端仍留在前鼻孔外;③ 将连于纱球尖端的丝线缚牢于导尿管头端;④ 回抽导尿管尾端,将纱球引入口腔,用一手指或器械将纱球越过软腭顶入鼻咽部,同时另一手牵拉导尿管尾端将丝线引出,使纱球紧塞于后鼻孔,然后再进行前鼻孔填塞;⑤ 将拉出的两根丝线系于小纱布卷固定于前鼻孔,再将纱球底部丝线自口腔引出固定于口角旁;⑥ 填塞留置期间应给予抗生素,填塞时间一般不超过 3 日,最多不超过 6 日;⑦ 后鼻孔栓塞球取出应先撤除鼻腔内填塞,然后牵引留置角旁的丝线,借助血管钳,将纱球迅速经口取出。

4. 鼻腔或鼻咽气囊或水囊填塞 用橡胶套或气囊系在导管头端,置于鼻腔或鼻咽部,囊内充气或充水以达到压迫止血的目的。近年国内已有生产与鼻腔结构相适应的止血气囊,此法较适合黏膜渗血。

六、鼻内镜操作法

(1) 先行鼻腔黏膜收缩及表面麻醉。

（2）患者可坐位，也可半卧位或仰卧位。

（3）鼻内镜伸入鼻腔，按照自下向上、从前至后的顺序仔细检查。注意观察中鼻道、钩突、筛泡、上颌窦开口、嗅裂、鼻咽部、咽鼓管开口及腺样体等。

中西医结合耳鼻咽喉科临床手册

第三节 咽部常用治疗操作

一、扁桃体周围脓肿穿刺抽脓术及切开排脓术

1. 穿刺抽脓　表面麻醉后,穿刺针在脓肿最隆起处刺入,以判断脓肿是否形成及脓腔位置。穿刺时应注意进针不可过深,避免刺伤咽旁间隙大血管。

2. 切开排脓　① 前上型者,可在穿刺确认成脓后,选择最隆起和最软化处切开,也可按常规定位,以悬雍垂根部做一水平线,从舌腭弓游离缘下端做一垂直线,两线交点稍外为切口处。切开后用长弯钳向后外撑开软组织,进入脓腔,充分排脓。② 后上型者,则在咽腭弓处切开。必要时可重复撑开排脓。

二、咽后壁脓肿切开排脓术

(1) 患儿多不需麻醉,成人采用黏膜表面麻醉。

(2) 患者取仰卧垂头位,用直接喉镜将舌根压向口底,暴露咽后壁,在脓肿最隆起处穿刺抽脓并尽量抽吸干净。

(3) 在脓肿最隆起处和最低部位做一纵行切开,用血管钳扩大切口,彻底排出脓液并充分抽吸。若切开时脓液大量涌出吸引不及时,应让患者立即转身俯卧,便于吐出脓液,以免误吸。

三、间接喉镜取下咽异物

先以黏膜麻醉剂喷入口咽及下咽部做充分麻醉。患者取坐位,自行以右手持纱布将舌体拉出口外,术者一手持间接喉镜,一手持异物钳,伸入下咽部异物处,张开钳嘴夹住异物,轻轻迅速取出。

第四节　喉部常用治疗操作

一、直接喉镜操作

（1）先按照口咽、舌根、喉咽顺序进行黏膜表面麻醉。

（2）患者取仰卧垂头位，术者左手持镜，以厚纱布或牙垫保护牙齿，右手示指推开上唇。将直接喉镜沿舌背送入口腔直达舌根，轻压舌根暴露会厌。

（3）喉镜近端向上倾斜，远端指向咽后壁但勿接触。继续深入约1cm，越过会厌游离缘，左手平行向上力提起喉镜，加压于会厌，即可暴露喉腔。

（4）操作手法应准确、轻巧，以免损伤局部黏膜引起血肿、出血或继发感染等。

（5）直接喉镜检查偶可发生喉痉挛，多因麻醉不充分，操作粗暴或患者情绪紧张所致。一旦发生喉痉挛，应立即停止操作，使受检者坐起，做有规律的深呼吸，多能逐渐缓解。

二、纤维喉镜操作

（1）先行咽及喉部黏膜表面麻醉。

（2）患者可采取坐位或仰卧位。

（3）术者左手持镜体，拇指控制方向钮，直视下从口腔或经鼻腔插入镜体达咽部，当见到会厌或声门时，使镜体前端越过会厌达喉前庭，向前可视前连合，超越声门可见声门下区。

第三章

耳科疾病

耳郭假性囊肿

【定义】

耳郭假性囊肿，又名耳郭非化脓性软骨膜炎、耳郭浆液性软骨膜炎、耳郭软骨间积液，是指发生于耳郭，以局部隆起，皮色不变，按之柔软，不红不痛，穿刺可抽出淡黄色液体为特征的耳病。

本病属于中医学"耳郭痰包""耳壳流痰""耳壳痰包"范畴。

【诊断要点】

1. 临床表现

（1）耳郭可有外伤或机械性刺激史。

（2）耳郭前面出现局限性隆起，逐渐增大，痛感不明显或无痛感。囊肿较大时可有胀感，灼热或痒感等不适。

（3）体格检查常可见耳郭的三角窝、舟状窝、耳甲腔、耳甲艇局限性隆起，表面皮肤色泽正常，常为一侧性。

2. 辅助检查 穿刺可抽吸出淡黄色或黯红色液体，抽尽后数日内可复积起。穿刺抽液中蛋白质丰富，无红细胞和炎性细胞，细菌培养无细菌生长。

【鉴别诊断】

本病主要和耳郭化脓性软骨膜炎鉴别（表3-1）。

【治疗】

1. 中医治疗

（1）辨证论治

痰湿困耳证：起病急，耳郭凹陷区局部肿起，大小不一，皮肤表面色泽正常，无疼痛，肿起较小者触之较硬，肿起较大者按之有

表 3-1　耳郭假性囊肿与耳郭化脓性软骨膜炎鉴别

	耳郭假性囊肿	耳郭化脓性软骨膜炎
病　史	耳郭可有外伤或机械性刺激	多有耳郭外伤史
症状特点	① 发病迅速,局部隆起,皮色不变,按之柔软,不红不痛,穿刺可抽出淡黄色液体,抽出后肿消,不久又复起;② 无全身症状	① 发病渐起,耳郭红赤肿胀,灼热疼痛剧烈,有脓液溢渗,耳郭软骨逐渐腐烂如蚕食,可造成缺损或畸形;② 全身症状明显
检查	皮色不变,按之柔软	耳郭红赤肿胀,灼热疼痛剧烈,有脓液溢渗
实验室检查	穿刺抽液中蛋白质丰富,无红细胞和炎性细胞,细菌培养无细菌生长	脓液细菌培养多见绿脓杆菌及金黄色葡萄球菌

麻胀感,微痒,按之柔韧无压痛,无热感,穿刺可抽出淡黄色或黯红色液体,抽尽后可于数小时到数日内积聚如故,一般无明显全身症状。舌苔微腻,脉缓或滑。

治法:健脾化痰,通络散结。

方药:二陈汤加味。

如饮食欠佳,舌苔腻者加砂仁、白术、神曲以健脾行气消食;耳痒甚者则加苦参以燥湿止痒。

(2) 其他疗法:抽出肿起内液体,并加压包扎或配合选用下列疗法,再加压包扎。

1) 冲和散米醋调匀,敷于患处,以湿为度,每日更换 1 次。

2) 艾条悬灸患处至局部皮肤红润有灼热感,每日 1 次。

3) 较大的肿起可在无菌条件下,抽出肿起内的液体,并加压包扎,7 日后解除包扎。

2. 西医治疗　耳郭假性囊肿的治疗目的是防止液体再生,促进囊壁粘连愈合。

(1) 物理治疗:早期可行紫外线照射或超短波等物理治疗,以

中西医结合耳鼻咽喉科临床手册

制止渗液与促进吸收，也可用激光将囊壁打穿，放出液体，加压包扎。也有报道用蜡疗、磁疗、冷冻、射频等治疗。

（2）穿刺抽液、局部压迫法：在严格无菌条件下将囊液抽出，然后用石膏固定压迫局部或用两片圆形（直径约 1.5 cm）的磁铁置于囊肿部位的耳郭前后，用磁铁吸力压迫局部。

（3）囊腔内注射药物：可以用 15％高渗盐水、50％葡萄糖生理盐水、平阳霉素或 1％～2％碘酊于抽液后注入囊腔，至抽出液为红色即不再注射药物或加压包扎促使囊壁粘连机化。

（4）手术治疗：可在囊肿隆起部位切除一部分囊壁，开一小窗，清除积液，加压包扎，促进囊壁粘连愈合。

【预后与转归】

经过适当治疗后可痊愈，也可反复发作，若被邪毒侵袭则可能变成断耳疮。

【预防与调护】

（1）平时注意保护耳部，避免按压揉搓。

（2）穿刺抽液应严格无菌操作，以防感染；不可揉按患处，以免初期迅速增大。

（3）一般不宜切开引流，以免感染而转为断耳疮，但反复穿刺不愈者，可在严格无菌条件下切开引流。

外耳湿疹

【定义】

湿疹是一种常见的过敏性炎症性皮肤病,以皮疹多样性,对称分布,剧烈瘙痒,反复发作,易演变成慢性为特征。外耳湿疹是指发生在耳郭、外耳道及周围皮肤的多形性皮疹,一般可分为急性、亚急性和慢性三类。

本病属于中医学"旋耳疮"范畴。

【诊断要点】

1. 临床表现

(1) 急性湿疹:患处红肿,散在红斑、粟粒状丘疹、小水疱;丘疹水疱破裂后,有淡黄色分泌物流出,皮肤为红色糜烂面,或有黄色结痂;患处奇痒,多伴烧灼感。

(2) 亚急性湿疹:多由急性湿疹未经治疗、治疗不当或久治不愈迁延所致。患处皮肤红肿较轻,渗液少而较稠,有鳞屑和结痂,局部仍瘙痒。

(3) 慢性湿疹:急性和亚急性湿疹反复发作或久治不愈,成为慢性湿疹,患处皮肤增厚、粗糙、皲裂、苔藓样变,有脱屑和色素沉着,外耳道内剧痒。

2. 辅助检查 湿疹性反应与化脓性炎症反应不同,组织学上表现为淋巴细胞而非多形核白细胞浸润,有浆液性渗出、水疱形成等。

【鉴别诊断】

本病主要与外耳道炎相鉴别(表 3-2)。

表 3-2 外耳湿疹与外耳道炎鉴别

	外 耳 道 炎	外 耳 湿 疹
病 史	可有挖耳、污水入耳或耳流脓水病史	可有耳道流脓或污水入耳史,或过敏性物质刺激史
症状特点	耳内灼热疼痛	耳郭或耳周皮肤瘙痒、灼热、渗液等
检 查	外耳道弥漫性充血、红肿,耳屏压痛,耳郭牵拉痛	外耳道、耳郭或耳周皮肤潮红、水疱、糜烂、渗液、干后结痂,或见外耳皮肤粗糙、脱屑、结痂、皲裂、增厚、表面粗糙不平,甚至外耳道狭窄

【治疗】

1. 中医治疗

(1) 辨证论治

1) 风热湿邪浸渍证:初起患处皮肤瘙痒,甚者奇痒难忍,夜间为甚,灼热、潮红,后出现小水疱,溃破后渗黄色脂水,皮肤糜烂,干后结痂,痂皮下仍有黄水脓液。黄水可蔓延波及整个耳郭或周围皮肤。一般无明显全身症状,婴儿可见发热、烦躁、睡眠不安等症状。舌质红,苔薄黄、黄腻或厚腻,脉滑数或弦数。

治法:疏风止痒,清热除湿。

方药:消风散加减。

若湿邪重者,可选用萆薢渗湿汤。

2) 血虚生风化燥证:耳部瘙痒,迁延日久,反复发作,患处皮肤粗糙、增厚、上覆痂皮或鳞屑、皲裂等。可伴有面黄,食少,神疲乏力。舌质淡,苔白,脉细。

治法:养血润燥,祛风止痒。

方药:地黄饮加减。

痒甚者,加地肤子、蝉衣、苦参。

(2) 其他疗法:风热湿邪浸渍者主要有外洗、湿敷及涂敷方法,以清热除湿,收敛止痒,促进愈合。

1）黄水淋漓不止者：①防风、苦参、金银花等适量，煎水，加枯矾适量，清洗患处；②马齿苋、败酱草、黄柏各 30 g 煎水，清洗或湿敷；③苍术、苦参、黄柏、白鲜皮各 15 g 煎水，清洗或湿敷；④可用青黛散、柏石散调敷患处。

2）表面结痂者：①用桉树叶、花椒叶、桃叶等适量，煎水，外洗或湿敷；②菊花、蒲公英各 60 g 煎水，外洗或湿敷。

3）湿热邪盛，红肿、疼痛、瘙痒、出水者：①如意金黄散调敷患处；②三黄洗剂（大黄、黄芩、黄柏、苦参共研细末，制成洗剂）外涂；③25% 黄连混悬液（黄连粉加入蓖麻油内制成）外涂。

4）热盛有脓痂者：黄连膏外涂或黄连粉撒布患处。

5）旋耳疮后期血虚生风化燥宜选用有滋润肌肤、解毒祛湿作用的外用药。①穿粉散（轻粉、铅粉、穿山甲、黄丹）用香油调敷；②碧玉散（硼砂、胆矾、冰片）用香油调敷；③三石散（制炉甘石、熟石膏、赤石脂）加香油调敷；④紫连膏（紫草、黄连、生地黄、当归、黄柏、冰片）用香油调敷；⑤黄瓜藤烧炭存性，香油调敷；⑥紫草茸油（紫草研细末，浸于香油内）外涂；⑦耳后缝开裂者用生肌散外贴黄连膏纱布，每日 1 次。

2. 西医治疗

（1）病因治疗：尽可能找出病因，去除过敏原。病因不明者，停食辛辣、刺激性或有较强变应原性的食物。

（2）全身治疗：口服抗过敏药物，如苯海拉明、氯雷他定、地氯雷他定、西替利嗪、特非那丁、非索非那丁等。如继发感染，全身和局部加用抗生素。

（3）局部治疗

1）急性湿疹渗液较多者，用炉甘石洗剂清洗渗液和痂皮后，用硼酸溶液或醋酸铝溶液湿敷。干燥后用氧化锌糊剂或硼酸氧化锌糊剂涂搽。局部紫外线照射等物理治疗也有帮助。

2）亚急性湿疹渗液不多时，局部涂搽 2% 龙胆紫溶液，干燥后用氧化锌糊剂或硼酸氧化锌糊剂涂搽。

3）慢性湿疹,局部干燥者,局部涂搽氧化锌糊剂或硼酸氧化锌糊剂、10%氧化锌软膏、白降汞软膏、抗生素激素软膏或艾洛松软膏等。干痂较多者先用过氧化氢溶液(双氧水)清洗局部后再用上述膏剂。皮肤增厚者可用3%水杨酸软膏。

【预后与转归】

经正确及时治疗预后良好,体质弱、反复发作者,可致病情迁延难愈。

【预防与调护】

（1）注意保持耳部清洁。

（2）避免接触可能诱发本病的物质。

（3）积极治疗引发本病的原发病,如脓耳、耳疮及邻近部位的黄水疮。

（4）发病期间,忌食鱼虾、辛辣、燥热之品,忌搔抓患处,忌用肥皂水等刺激物洗涤。

外耳道疖肿

【定义】

外耳道疖肿是外耳道皮肤急性局限性化脓性病变,又称局限性外耳道炎。

本病属于中医学"耳疖""耳疔"范畴。

【诊断要点】

1. 临床表现

(1)挖耳是最常见的诱因,游泳、医生进行外耳道冲洗、中耳长期流脓及外耳道湿疹等也可诱发本病。全身性疾病,如糖尿病、内分泌紊乱及贫血患儿等也易发本病。

(2)症状以剧烈耳痛为主,可放射至同侧头部。张口、咀嚼、打哈欠时疼痛加重,是由于下颌关节运动时,外耳道软骨部皮肤张力增加所致。如疖肿堵塞外耳道可影响听力。

(3)按压耳屏或牵拉耳郭时耳痛加重,外耳道局限性红肿或顶部有黄白脓点,溃后有少许脓液或夹血,肿甚者可堵塞外耳道。婴幼儿外耳道疖肿常表现为不明原因的哭闹不安,伴有体温升高,患儿一般不愿卧于患侧,触碰患耳时可哭闹不止。

2. 辅助检查 疖肿严重者可做外周血白细胞计数及分类检查,可见白细胞总数及中性粒细胞升高。

【鉴别诊断】

本病需与急性化脓性中耳炎相鉴别。两者均有耳痛,外耳道疖肿破溃后与急性化脓性中耳炎鼓膜穿孔后均有脓液从患耳流出,但急性化脓性中耳炎为耳深部痛,牵拉耳郭、按压耳屏疼痛不加重,所流脓液量多质黏,检查可见鼓膜红肿或穿孔,外耳道无红肿。

【治疗】

1. 中医治疗

（1）辨证论治

1）风热邪毒侵袭证：耳部灼热疼痛,张口、咀嚼时疼痛加重。可兼有发热,头痛,恶风,周身不适。舌质红,苔薄黄,脉浮数。检查见患侧耳屏压痛,耳郭牵拉痛,外耳道局限性红肿、隆起。

治法：疏风清热,解毒消肿。

方药：五味消毒饮合银翘散加减。

2）肝胆火热上蒸证：耳痛剧烈,甚者痛引腮脑,如疖肿闭塞耳道,可有暂时听力减退。可兼有发热,口苦咽干,小便短黄,大便秘结。舌质红,苔黄腻,脉弦数。检查见外耳道局限性红肿,顶部可见黄白色脓点,溃破后外耳道可见黄稠脓液;耳前后可有臖核肿大疼痛。

治法：清泻肝胆,消肿排脓。

方药：龙胆泻肝汤加减。

（2）其他疗法

1）外敷：用内服中药渣再煎,取汁热敷于患侧耳部,或用黄连膏、紫金锭涂敷,以清热解毒,活血消肿止痛。

2）滴耳：用3%过氧化氢溶液清洁外耳道后,用清热解毒的中药药液滴耳。

3）排脓：疖肿成脓未自行溃破者,可消毒后,用针头挑破脓头,取出脓栓,或切开排脓,放出脓血后敷黄连膏。

4）物理治疗：局部可配合超短波或微波物理治疗。

5）针灸治疗

A. 体针：患病早期,取手阳明经穴为主,如合谷、内关、少商、商阳、曲池等穴,针用泻法或用三棱针点刺出血,以疏通经脉,泻热消肿止痛。

B. 耳针：用耳针或王不留行埋于肝、肺、心、屏间等。

2. 西医治疗

（1）药物治疗

1）早期局部热敷或做超短波透热等物理治疗。

2）严重者应用抗生素控制感染，服用镇静剂、止痛剂。

3）局部用1％～3％酚甘油或10％鱼石脂甘油滴耳，或用上述药液纱条敷于患处，每日更换纱条2次。慢性患者可用抗生素与类固醇激素类（泼尼松龙、地塞米松等）合剂、糊剂或霜剂局部涂敷。外耳道脓液及分泌物可用3％过氧化氢溶液清洗。

4）积极治疗感染病灶如化脓性中耳炎，诊治全身某些有关疾病如糖尿病等。

（2）手术治疗：疖肿成熟后及时挑破脓头或切开引流。

【预后与转归】

经积极治疗，一般预后良好。

【预防与调护】

（1）注意耳部卫生，戒除挖耳习惯。

（2）保持外耳道清洁，如疖肿成脓溃破，应及时清除脓液。脓未成熟时禁止过早切开引流。

（3）患病期间，宜清淡饮食，忌食辛燥、荤腥之品，以防热毒内蕴，加重病情。

（4）如疖肿反复发作，要注意寻找全身性诱因。

弥漫性外耳道炎

【定义】

弥漫性外耳道炎是外耳道皮肤及皮下组织的广泛性感染性炎症,临床上分为急性和慢性两大类。

本病属于中医学"耳疮"范畴。

【诊断要点】

1. 临床表现　弥漫性外耳道炎的临床表现分为急性和慢性两种。

(1) 急性者耳痛,可流出分泌物,检查亦有耳郭牵拉痛及耳屏压痛,外耳道皮肤弥漫性红肿,外耳道壁上可积聚分泌物,外耳道腔变窄,耳周淋巴结肿痛,症状与外耳道疖肿相似,但来势轻而缓慢,疼痛不及外耳道疖肿。

(2) 慢性者耳发痒,少量渗出物,外耳道皮肤增厚、皲裂、脱屑,分泌物积存,甚至可造成外耳道狭窄。

2. 辅助检查

(1) 外周血白细胞计数及分类检查,可见白细胞总数及中性粒细胞升高。

(2) 脓液细菌培养常见致病菌为金黄色葡萄球菌、链球菌、绿脓杆菌和变形杆菌等。

【鉴别诊断】

本病需与外耳道疖肿、外耳湿疹相鉴别。外耳道疖肿外耳道呈局限性红肿、有脓头,疼痛较剧;外耳道炎外耳道呈弥漫性红肿、渗出,疼痛较轻;外耳道炎与外耳湿疹的鉴别如表3-3。

表 3-3　外耳道炎与外耳湿疹鉴别

	外 耳 道 炎	外 耳 湿 疹
病　史	可有挖耳、污水入耳或耳流脓水病史	可有耳道流脓或污水入耳史，或过敏性物质刺激史
症状特点	耳内灼热疼痛	耳郭或耳周皮肤瘙痒、灼热、渗液等
检　查	外耳道弥漫性充血、红肿，耳屏压痛，耳郭牵拉痛	外耳道、耳郭或耳周皮肤潮红、水疱、糜烂、渗液，干后结痂，或见外耳皮肤粗糙、脱屑、结痂、皲裂、增厚、表面粗糙不平，甚则外耳道狭窄

【治疗】

1. 中医治疗

（1）辨证论治

1）风热湿邪，上犯耳窍证：多于挖耳数日后出现耳痛、耳痒、耳道灼热感，伴头痛，发热，恶寒。舌质红，苔薄黄，脉浮数。检查见耳屏压痛，耳郭牵拉痛，外耳道弥漫性红肿，或耳道潮湿，有少量渗液。

治法：疏风清热，解毒祛湿。

方药：银花解毒汤加减。

2）肝胆湿热，上攻耳窍证：耳痛，牵引同侧头痛。口苦，咽干，可伴有发热等症。舌红，苔黄腻，脉弦数。检查见耳屏压痛，耳郭牵拉痛，外耳道弥漫性红肿、糜烂、渗出黄色脂水。

治法：清泻肝胆，利湿消肿。

方药：龙胆泻肝汤加减。

3）血虚化燥，耳窍失养证：病程较长，耳痒，耳痛反复发作，全身症状不明显。舌质淡，苔薄白，脉细数。检查见外耳道皮肤潮红、增厚、皲裂，表面或见痂皮。

治法：养血润燥，祛风止痒。

方药：地黄饮加减。

（2）其他疗法

1）外敷：可用黄连膏、紫金锭等局部涂敷；或鱼石脂软膏、抗生素软膏局部外涂。

2）滴耳：局部用3%过氧化氢溶液清洗后，用清热解毒的中药制成滴耳液滴耳，或抗生素滴耳液滴耳。

3）针灸疗法：耳痛较甚者，可针刺合谷、内关、少商等穴，以疏通经脉，泄热止痛。

4）局部超短波或微波物理治疗。

2. 西医治疗

（1）一般治疗：首先，应戒除挖耳的不良习惯。挖耳不但可损伤皮肤引起感染，而且经常刺激皮肤还容易生长"外耳道乳头状瘤"，使耳道经常出血，甚至影响听力。其次，要防止污水入耳。在洗头、游泳之前可以用特制的橡皮塞或干净的棉球涂上油膏堵塞外耳道。要及时清除外耳道耵聍或异物。最后，要注意保持耳部干燥，避免损伤。

（2）药物治疗

1）早期局部热敷或做超短波透热等物理治疗。

2）严重者应用抗生素控制感染，服用镇静剂、止痛剂。

3）局部用1%～3%酚甘油或10%鱼石脂甘油滴耳，或用上述药液纱条敷于患处，每日更换纱条2次。慢性者可用抗生素与类固醇激素类（泼尼松龙、地塞米松等）合剂、糊剂或霜剂局部涂敷。外耳道脓液及分泌物可用3%过氧化氢溶液清洗。

4）积极治疗感染病灶如化脓性中耳炎，诊治全身某些有关疾病如糖尿病等。

（3）手术治疗：疖肿成熟后及时挑破脓头或切开引流。

【预后与转归】

一般预后良好。

【预防与调护】

（1）注意耳部卫生，戒除挖耳习惯。

（2）避免污水入耳。

（3）积极治疗脓耳，以免脓液浸渍耳道而为病，及时清理耳道分泌物。

（4）患病期间，忌食辛燥油腻食品及海鲜发物，以防热毒内蕴，加重病情。

（5）加强全身相关疾病的诊治，如糖尿病、肾病、贫血、内分泌紊乱等。

分泌性中耳炎

【定义】

分泌性中耳炎是以鼓室积液及听力下降为主要特征的中耳非化脓性炎性疾病，又称渗出性中耳炎、卡他性中耳炎、浆液性中耳炎、浆液-黏液性中耳炎、非化脓性中耳炎、胶耳。

本病属于中医学"耳胀耳闭"范畴。

【诊断要点】

1. 临床表现

（1）听力减退：听力下降，自听增强，头位前倾或偏向健侧时，因积液离开蜗窗，听力可暂时改善（变位性听力改善），积液黏稠时，听力可不因头位变动而改变，小儿常对声音反应迟钝，注意力不集中，学习成绩下降而由家长领来就医，如一耳患病，另耳听力正常，可长期不被觉察，而于体检时始被发现。

（2）耳痛：急性者可有隐隐耳痛，常为患者的第一症状，可为持续性，亦可为抽痛，慢性者耳痛不明显，本病常有耳内闭塞或闷胀感，按压耳屏后可暂时减轻。

（3）耳鸣：多为低调间歇性，如"噼啪"声、嗡嗡声及流水声等，当头部运动或打呵欠、擤鼻时，耳内可出现气过水声。

（4）患者耳周围皮肤有发"木"感，心理上有烦闷感。

（5）体格检查鼓膜松弛部或全鼓膜内陷，表现为光锥缩短、变形或消失，锤骨柄向后上移位，锤骨短突明显外突，前后皱襞夹角变小，鼓室积液时鼓膜失去正常光泽，呈单黄、橙红或琥珀色，慢性者可呈灰蓝或乳白色，鼓膜紧张部有扩张的微血管，锤骨柄呈浮雕状。若液体为浆液性,且未充满鼓室,可透过鼓膜见到液平面,此液面状如弧形发丝,凹面向上,头位变动时,其与地面平行的关系不变,透过鼓膜有时尚可见到气泡,咽鼓管吹张后气泡可增多。积液甚多时,鼓膜向外隆凸。鼓气耳镜检查鼓膜活动受限。

2. 辅助检查

(1) 听力检查:音叉试验及纯音乐听阈测试结果显示传导性聋,听力损失程度不一,重者可达 40 dB 左右,轻者 15～20 dB。因积液量常有变化,故听阈可有一定波动,听力损失一般以低频为主,但由于中耳传音结构及两窗的阻抗变化,高频气导及骨导听力亦可下降,积液排出后听力即改善,声导抗图对诊断有重要价值,平坦型(B 型)为分泌性中耳炎的典型曲线;负压型(C 型)示鼓咽管功能不良,部分有鼓室积液。听力障碍显著者,应行听性脑干反应和耳声发射检查,以确定是否对内耳产生影响。

(2) CT 检查:可见中耳系统气腔有不同程度地密度增高。

【鉴别诊断】

1. **外耳道异物**　多有异物入耳史。根据外耳道异物的形态、性质、大小和所在部位不同,而有不同的症状。小而无刺激性异物,可留存日久而不引起任何症状;异物较大阻塞耳窍,可致听力下降、耳鸣、眩晕、耳痛、反射性咳嗽等。耳镜检查,有异物存在,即可做出明确诊断。

2. **鼻咽癌**　鼻咽癌引起咽鼓管阻塞不通时,可导致患耳持续或反复性中耳积液,仔细或定期检查,在鼻咽部或咽鼓管咽口附近可见到肿瘤的异常体征。

3. **耳鸣耳聋**　听力减退呈感音性聋,耳鸣多为高音调,鼓膜正常、咽鼓管功能正常。耳闭的听力减退多呈传导性聋或混合性聋,耳鸣多为低音调,耳膜内陷、增厚、混浊,光锥变形或消失,无积液线,但耳膜切开或穿刺可有少量黏稠分泌物,难抽出。

4. **脓耳**　脓耳早期和耳胀均有闷胀、听力下降、耳痛。脓耳急发者,以耳痛逐渐加重,继之可有耳内流脓为主要症状;全身可有发热、恶风寒，头痛等症状。局部检查见鼓膜呈鲜红色，在剧烈耳痛之后，部分患者可有鼓膜穿孔流脓。

【治疗】

1. 中医治疗

（1）辨证论治

1）风邪袭耳，痞塞耳窍证：耳内作胀、不适或微痛，耳鸣如闻风声，自听增强，听力减退，患者常以手指轻按耳门，以求减轻耳部之不适。全身可伴有风寒或风热表证。检查见鼓膜微红、内陷或有液平面，鼓膜穿刺可抽出清稀积液，鼻黏膜红肿。

治法：疏风散邪，宣肺通窍。

方药：风寒偏重者，宜疏风散寒，宣肺通窍，方用荆防败毒散加减；风热外袭者，宜疏风清热，散邪通窍，方用银翘散加减。

头痛甚者加桑叶、菊花；咳嗽、咽痛者加前胡、杏仁、板蓝根；耳胀堵塞甚者加石菖蒲；窍内积液多者加车前子、木通。

2）肝胆蕴热，上壅耳窍证：耳内胀闷堵塞感，耳内微痛，耳鸣如机器声，自听增强，重听，或耳不闻声。患者烦躁易怒，口苦口干，胸胁苦闷。舌红苔黄，脉浮弦或弦数。检查见鼓膜内陷，周边轻度充血，若见液平面，鼓膜穿刺可抽出黄色较黏稠的积液。

治法：清泻肝胆，利湿通窍。

方药：龙胆泻肝汤加减。

耳堵塞闭闷甚者可酌加苍耳子、石菖蒲。

3）脾虚湿困，痰湿泛耳证：耳内胀闷堵塞感，日久不愈，听力渐降，耳鸣声嘈杂。可伴有心烦胸闷，肢倦乏力，容易感冒，面色不华。舌质淡红，舌体胖，边有齿印，脉细滑或细缓。检查见鼓膜内陷、混浊、增厚，鼓膜穿刺可抽出黏稠或清稀的积液。

治法：健脾利湿，化浊通窍。

方药：参苓白术散加减。

耳窍积液黏稠量多者，可加藿香、佩兰以芳香化浊；积液清稀而量多者，宜加泽泻、桂枝以温化水湿；肝气不舒，心烦胸闷者，选加柴胡、白芍、香附以舒肝而通耳窍;脾虚甚者,加黄芪以补气健脾。

4) 邪毒滞留,气血瘀阻证:耳内胀闷阻塞感,日久不愈,甚则如物阻隔,听力明显减退,逐渐加重,耳鸣如蝉或嘈杂声。全身或见纳呆,腹胀,便溏,腰膝酸软,头晕目眩,失眠多梦等症状。舌质淡黯,舌边有瘀点,脉细涩。检查见鼓膜内陷明显,甚则粘连,或鼓膜增厚,有灰白色沉积斑;听力检查呈传导性聋或混合性聋,鼓室导抗图呈平坦型。

治法:行气活血,通窍开闭。

方药:通窍活血汤加柴胡、升麻。

若瘀滞兼脾虚明显,表现为少气纳呆,耳鸣日夜不断,舌质淡,脉细缓,可用益气聪明汤或补中益气汤配合通气散以健脾益气,活血行气开窍;若兼肝肾阴虚,表现为耳鸣如蝉,入夜为甚,口干,听力下降明显,可用耳聋左慈丸合通气散;若偏肾阳虚,可用肾气丸;若鼓膜白厚,耳鸣耳聋明显,可加龙骨、牡蛎、远志、石菖蒲以化痰宣窍,定志安神。

(2) 其他疗法

1) 滴鼻:使用具有疏风通窍作用的药液滴鼻,使鼻窍及耳窍通畅,以减轻堵塞,并促使耳窍积液的排出。

2) 鼓膜按摩:用示指将耳屏向耳道口推压,压紧然后即放松,如此反复多次,使外耳与中耳保持气压平衡,以减轻鼓膜内陷。每次按摩 10～20 下,每日 2～3 次,亦可用鼓气耳镜放入耳道内,缓缓打气,边打气边观察鼓膜活动情况,如光锥有变化,即可反复打气,但不可用力过猛,每次打气 5～10 下。

3) 咽鼓管吹张:自行吹张法即用手指捏紧鼻孔,闭口屏气,然后将气鼓入腮侧,耳中可闻及"卟"声,如此反复多次,此法每日可施行 2～3 次。也可用咽鼓管导管进行通气,每日 1 次,若耳痛较甚,鼓膜充血或鼻塞涕多者,不宜进行咽鼓管吹张。

4) 鼓膜穿刺抽液:若见有鼓室积液,常规消毒耳道及鼓膜后,以鼓膜穿刺针于鼓膜前下或后下方刺入鼓室,抽取积液。

5) 鼓膜切开术:经反复鼓膜穿刺无效、液体较黏稠者应行鼓膜切开术。小儿需全身麻醉。

6) 鼓室置管术:病程迁延,长期不愈或反复发作,中耳积液黏稠者,可考虑用此法。

(3) 针灸疗法

1) 体针:可采用局部取穴与远端取穴相结合的方法。耳周取听宫、听会、耳门、翳风;远端可取合谷、内关,用泻法,留针 10～20 分钟,每日 1 次。耳闭而脾虚表现明显者,加灸足三里、脾俞、伏兔等穴;肾虚者加刺三阴交、关元、肾俞,用补法或加灸。

2) 耳针:取内耳、神门、肺、肝、胆、肾等穴位埋针,每次选 2～3 穴;也可用王不留行药珠或磁珠贴压 3～5 日,经常用手轻按贴穴,以维持刺激。

3) 穴位注射:取耳周穴耳门、听宫、听会、翳风等做穴位注射,药物可选用丹参注射液、当归注射液、柴胡注射液等,每次选用 2 穴,每穴注射 0.3～0.5 mL 药液,可隔日 1 次,5～7 次为 1 个疗程。

4) 穴位磁疗:对有耳鸣的患者,可在翳风、听宫等穴贴上磁片,或加用电流,以疏通经络气血,减轻耳鸣,每日 1 次,每次 20 分钟。

(4) 其他治疗:超声波治疗、超短波治疗、微波治疗、耳正负压治疗等均有助于清除中耳积液,改善中耳的通气引流。

2. 西医治疗　清除中耳积液、改善中耳通气引流及病因治疗为本病的治疗原则。

(1) 鼓膜穿刺抽液:成人需局部麻醉。以针尖斜面较短的 7 号针头,在无菌操作下从鼓膜前下方刺入鼓室,抽吸积液。必要时可重复穿刺,亦可于抽液后注入糖皮质激素类药物。

(2) 鼓膜切开术:液体较黏稠,鼓膜穿刺不能吸尽时;小儿不合作,局部麻醉下无法做鼓膜穿刺时,应做鼓膜切开术。手术可于局部麻醉(小儿须全身麻醉)下进行。用鼓膜切开刀在鼓膜前下象限做放射状或弧形切口,注意勿伤及鼓室内壁黏膜,鼓膜切开后应将鼓室内液体全部吸尽。

(3) 鼓室置管术:病情迁延不愈,或反复发作、胶耳、头部放疗后,估计咽鼓管功能短期内难以恢复正常者,应做鼓室置管术,以改善通气引流,促使咽鼓管功能恢复。通气管留置时间一般为 6～8 周,最长可达半年甚至 1 年。咽鼓管功能恢复后取出通气管,部分患者可自行将通气管排出于外耳道内。

(4) 保持鼻腔及咽鼓管通畅:可用 1% 麻黄碱液或与二丙酸倍氯米松气雾剂交替滴(喷)鼻,每日 3～4 次。

(5) 咽鼓管吹张:可采用捏鼻鼓气法、波氏球法或导管法。尚可经导管向咽鼓管咽口吹入泼尼松龙,隔日 1 次,每次每侧 1 mL,共 3～6 次。

(6) 积极治疗鼻咽或鼻腔疾病:如腺样体切除术、鼻中隔矫正术、下鼻甲手术、鼻息肉摘除术等。扁桃体特别肥大,且与分泌性中耳炎复发有关者,应做扁桃体摘除术。

(7) 抗生素或其他合成抗菌药:急性期可用如头孢拉定每次 0.5 g,每日 4 次;氧氟沙星每次 0.1～0.2 g,每日 3～4 次。小儿可用氨苄西林(50～150)mg/(kg·d);或羟氨苄西林口服,每次 0.15 g,每日 3 次;第 3 代头孢菌素头孢美特酯,每次 0.25～0.5 g,每日 2 次,小儿 10 mg/kg,每日 2 次,对流行性感冒嗜血杆菌、肺炎链球菌等致病菌抗菌作用较强,可用于对其他抗菌药物不敏感者。

(8) 糖皮质激素类药物:地塞米松或泼尼松等口服,做短期治疗。

【预后与转归】

耳胀若能及时治疗,可不影响听力,预后良好。误治失治,病程迁延可转成耳闭。

【预防与调护】

(1) 积极防治感冒及鼻咽或鼻腔疾病,是预防的关键。

(2) 患伤风鼻塞、鼻窒、鼻渊等鼻病鼻涕多时,应使用滴鼻药,保持鼻腔及咽鼓管通畅。

（3）应及早彻底治疗耳胀以免引起耳闭。

（4）擤鼻应用正确方法，不宜用力过度，以免鼻涕进入咽鼓管引起耳胀或脓耳。

急性化脓性中耳炎

【定义】

急性化脓性中耳炎是细菌感染所致的中耳黏膜及骨膜的急性化脓性炎症。可由鼓室延及鼓窦乳突,好发于婴幼儿及学龄前儿童,冬春季节多见,常继发于上呼吸道感染。

本病属于中医学"脓耳"范畴。

【诊断要点】

1. 临床表现 突然发生的耳痛,常伴有感冒或咳嗽。患者若是婴儿便会哭闹不止,并揉擦患耳的耳垂。发热,体温可高达39℃。可能出现呕吐,或者耳道流软耳垢或脓液。患耳可能听觉失灵。早期鼓膜松弛部充血,锤骨柄及紧张部周边可见放射状扩张的血管。继之鼓膜弥漫性充血,肿胀,向外膨出,正常标志难以辨识。鼓膜穿孔开始甚小,彻底清洁外耳道后方可见穿孔处之鼓膜有闪烁搏动之亮点,或见脓液从该处涌出。耳部触诊示乳突部可有轻微压痛,鼓窦区较明显。

2. 辅助检查

(1) 听力检查呈传导性聋。

(2) 实验室检查:白细胞总数增多,多形核细胞增加,鼓膜穿孔后血象日趋正常。

(3) X线检查:表现为乳突气房模糊。

【鉴别诊断】

1. 外耳道炎、疖肿 主要表现为耳内疼痛,耳郭牵拉痛,外耳道口及耳道内肿胀,晚期局限为疖肿。

2. 急性鼓膜炎 大多并发于流行性感冒及耳带状疱疹,耳痛剧烈,无耳漏,听力下降不明显,检查见鼓膜充血形成大疱(表3-4)。

表3-4 急性化脓性中耳炎与外耳道疖肿、大疱性鼓膜炎鉴别

	脓 耳	外耳道疖	大疱性鼓膜炎
病史	多有感冒史或鼓膜外伤史	多有挖耳史	多有感冒史
症状特点	耳痛,流脓,听力下降,鼓膜穿孔流脓后耳痛及全身症状会减轻	耳痛,耳疖破溃后有脓液流出	耳痛,大疱破溃后耳痛减轻,有血性渗液流出
检查	牵拉耳郭、按压耳屏疼痛不加重;鼓膜充血穿孔	外耳道见疖肿,牵拉耳郭、按压耳屏疼痛加重;鼓膜无充血穿孔	牵拉耳郭、按压耳屏疼痛不加重;鼓膜充血,后上方见大疱

【治疗】

1. 中医治疗

(1)辨证论治

1)外邪侵袭,循经上耳证:初起耳内胀塞感、微痛,多在感冒以后。随着病情发展耳内疼痛会加重,甚者耳内流脓,脓液初起可带有血性,量或多或少。全身可见发热恶寒,头痛,鼻塞流涕,咽干,咳嗽,痰黄。舌苔白或薄黄,脉浮数等。检查见鼓膜充血,甚者鼓膜紧张部中央性小穿孔或中等度穿孔,听力下降,呈传导性聋。

治法:疏风清热,解毒通窍。

方药:蔓荆子散加减。

热盛者,加黄芩、柴胡以加强清热作用;鼓膜充血明显,耳痛者,加野菊花、紫花地丁、板蓝根。

2)肝胆湿热,蕴结耳窍证:耳胀耳痛明显,疼痛剧烈者,呈跳痛、刺痛、钻痛,痛引头颅,耳内流脓色黄,脓质较稠,量多,可带有

血性。全身可见发热重,恶寒,头痛,口苦咽干,小便黄赤,大便秘结。舌质红,苔黄腻,脉弦数等。检查见鼓膜红赤,呈鲜红色,甚者见外凸,有圆形光环,或鼓膜紧张部中央性穿孔,甚或大穿孔,听力下降,呈传导性聋。若为患儿,则症状多较成人为重,可见高热,啼哭,烦躁不安,甚至出现神昏,抽搐,颈强等症状。

治法:清肝泻火,利湿排脓。

方药:龙胆泻肝汤加减。

便秘者加大黄、芒硝以泻热通便;脓多者,加车前子、地肤子、苦参。

(2) 其他疗法

1) 清洗耳道:可用消毒棉签将外耳道内的脓液揩抹干净。如果脓液较黏稠者,可先用3%过氧化氢溶液或稀白醋液(可用一般的食用新鲜白醋加入等量的冷开水),用棉签蘸取液体洗净外耳道的脓液。脓液积聚于外耳道,既妨碍脓液引流也影响吹药、滴药等治疗,故清除耳道内积脓对治疗脓耳有着非常积极的意义。

2) 滴耳:选用适当的药液滴入耳内治疗。常选用具有清热解毒、消肿止痛、敛湿去脓作用的药物:如黄连滴耳液、鱼腥草注射液、银花注射液等;常用的抗生素类滴耳液有0.25%氯霉素滴耳液、氟哌酸滴耳液、左氧氟沙星滴耳液等。

有些生草药的药汁滴耳,疗效也不错,如新鲜的虎耳草捣汁滴耳或入地金牛根磨醋滴耳。

3) 吹药:将中药制成粉末,利用喷粉器或纸卷等吹入耳内,以达到治疗目的。常选用的药物主要作用为清热解毒、敛湿去脓。常用的药物如烂耳散、红棉散等。吹药很有中医特色,临床应用时,也要辨证论治,根据病情来选药定量。吹药药粉必须研得极为细腻,容易吸收,且水溶性好,不会在耳道内结块,而妨碍脓液引流,以免邪毒入里内陷。

4) 滴鼻:可用芳香通窍的中草药滴鼻剂滴鼻,或1%麻黄素液等滴鼻,既可改善鼻塞症状,又有利于鼻咽部咽鼓管隆凸周围炎症

中西医结合耳鼻咽喉科临床手册

的消除、咽鼓管的开放、鼓室的引流与通气,故有助于脓耳的治疗。

5)涂敷:由于脓液的刺激,引起耳郭、外耳道红肿糜烂者,或者由于邪毒较盛,引起耳后红肿疼痛(脓耳变证)者,可用紫金锭磨水涂敷,或用金黄散调敷,以期清热消肿止痛。

(3)其他疗法:急性实证脓耳为肝胆火盛与外邪侵袭足少阳胆经所致,故应着重取足少阳胆经和足厥阴肝经的穴位,听会为邻近取穴,阳陵泉、侠溪为远端取穴,均为足少阳胆经穴位;外关、耳门为手少阳三焦经穴位,用泻法以疏导少阳经气,清泄肝胆之火。合谷、曲池,为手阳明大肠经穴,头面部疾病多用之,有疏散表邪、宣畅经气的作用。听宫为手太阳小肠经穴,为邻近取穴。

2. 西医治疗　以积极控制感染,恢复听觉功能为治疗原则。选择敏感抗生素,疗程要够长。穿孔前用1%麻黄素滴鼻、2%石炭酸甘油滴耳,穿孔后用3%双氧水洗耳后用氧氟沙星等抗生素液滴耳。

【预后与转归】

经积极治疗,一般预后良好。如治疗不当,可转化成慢性化脓性中耳炎,致耳内流脓反复不愈,听力下降,脓耳失治误治可发生变证,严重者可危及生命。

【预防与调护】

(1)积极防治伤风鼻塞、鼻窒、鼻鼽、鼻渊、乳蛾等邻近器官的疾病。

(2)注意擤鼻的方法,不用力擤鼻,有鼻涕时不宜做咽鼓管吹张。鼻腔冲洗不宜用力过猛,以防冲洗液压入咽鼓管。

(3)小儿哺乳时要采取头高身低体位,喂后应竖抱婴儿,轻拍背部以排出胃内空气,防止平卧溢乳时呛入咽鼓管。

(4)不自行挖耳,防止鼓膜受伤穿孔。外伤性鼓膜穿孔不宜使用滴耳剂治疗。

(5)患耳流脓时每日清除耳道积脓,防止脓液浸渍耳郭及耳周皮肤。

（6）对小儿和年老体弱患者，尤应注意病情变化，警惕脓耳变证。

（7）发病时忌食辛辣、鱼虾海鲜类食物。

（8）鼓膜穿孔未愈合时，禁止游泳，防止污水入耳。

中西医结合耳鼻咽喉科临床手册

慢性化脓性中耳炎

【定义】

慢性化脓性中耳炎是中耳黏膜、骨膜或深达骨质的慢性炎症，常与慢性乳突炎合并存在。急性中耳炎未能及时治疗，或病情较重，可形成慢性中耳炎。

本病属于中医学"脓耳"范畴。

【诊断要点】

1. 临床表现

（1）单纯型：最常见，多由于反复发作的上呼吸道感染，致病菌经咽鼓管侵入鼓室所致。临床特点：耳流脓，多为间歇性，呈黏液性或黏液脓性，一般不臭，量多少不等，上呼吸道感染时，脓量增多；鼓膜穿孔多为紧张部中央性，大小不一，但穿孔周围均有残余鼓膜；鼓室黏膜粉红色或苍白，可轻度增厚；耳聋为传导性，一般不重。

（2）骨疡型：又称坏死型或肉芽型，多由急性坏死型中耳炎迁延而来。临床特点：耳流脓多为持续性，脓性间有血丝，常有臭味；鼓膜紧张部大穿孔可累及鼓环或边缘性穿孔；鼓室内有肉芽或息肉，并可经穿孔突于外耳道；传导性聋较重。

（3）胆脂瘤型：胆脂瘤非真性肿瘤，而是位于中耳、乳突腔内的囊性结构。由于囊内含有胆固醇结晶，故称胆脂瘤。耳长期持续流脓，有特殊恶臭，鼓膜松弛部或紧张部后上方有边缘性穿孔。从穿孔处可见鼓室内有灰白色鳞屑状或豆渣样物质，奇臭。一般有较重的传导性聋，如病变波及耳蜗，耳聋呈混合性。

2. 辅助检查

（1）听力检查：早期或轻度病例仅有传导性听障，严重或长期病例，则有轻度至重度之混合性听障，更严重的也可能全聋。

（2）X线检查：由于多数慢性中耳炎为小儿反复中耳炎之后遗症，所以大多数乳突气化不良，少数乳突气化良好，多为鼓膜长期破洞型之中耳炎，或外伤及成人才引起的慢性中耳炎。

（3）耳镜检查：单纯的慢性中耳炎可见鼓膜上有穿孔。大多数为中央型穿孔，即周围尚有残余鼓膜。极少数为边缘型穿孔，即一边没有残余鼓膜。除了观察鼓膜上的穿孔外，一定要注意有无其他的中耳炎后遗症同时存在。

【鉴别诊断】

本病需与分泌性中耳炎相鉴别。两者均有耳内堵塞感，听力下降。分泌性中耳炎鼓膜无穿孔，外耳道无流脓，可有鼓室积液；慢性化脓性中耳炎有鼓膜穿孔，外耳道流脓，可有鼓室积脓。

【治疗】

1. 中医治疗

（1）辨证论治

1）脾虚湿困，上犯耳窍证：耳内流脓日久，时轻时重，缠绵不愈，流脓量多而清稀无臭味，甚如水样。全身见头晕头昏或头重如裹，面色萎黄，倦怠乏力，纳呆腹胀。唇舌色淡，苔白湿润或白腻，脉缓细弱或濡细。检查见鼓膜色淡浑浊，紧张部穿孔，多为中央型大穿孔，听力下降多呈传导性聋。中耳乳突CT示中耳乳突炎，或有轻微骨质破坏，无胆脂瘤阴影。

治法：健脾渗湿，补托排脓。

方药：托里消毒散加减。

若湿盛化热，脓液黄稠，耳痛，加黄芩、野菊花、蒲公英；耳闷，听力下降者，加石菖蒲、蔓荆子；若头昏头晕，神疲乏力明显，可用补中益气汤加减；若脓液清稀量多，纳呆，便溏，可选用参苓白术散加减。

2) 肾元亏损,邪毒停聚证:耳内流脓,日久不愈,时作时止,反复发作,脓量不多但脓液污秽,成块状或如豆腐渣样,带有恶臭,听力减退多较明显。全身有头晕眼花,腰膝酸软,失眠多梦,遗精滑泄。舌淡红,苔薄白或少苔,脉细弱。检查见鼓膜色淡浑浊,或有石灰沉着斑,或紧张部大穿孔,或后上边缘部穿孔,或松弛部穿孔,鼓室内可见黏膜肿胀有脓液,或听骨缺损,或肉芽、息肉等,听力下降多呈重度传导性聋,或混合性聋。中耳乳突 CT 示中耳乳突炎,有骨质破坏或胆脂瘤阴影。

本型脓耳,因肾元亏损,骨质稀疏,邪毒久蕴,易于侵蚀耳骨,入里内陷,发生脓耳变证。其病情以肾虚为本,邪实为标,虚实夹杂,本虚标实,十分复杂,临证时更要谨慎小心,谨防他变。

治法:补肾培元,祛湿化浊。

肾阴虚者,兼滋阴降火;肾阳虚者,兼温壮肾阳。

方药:肾阴虚者用知柏地黄丸;肾阳虚者用金匮肾气丸加减。

(2)其他疗法

1)肉芽、息肉的处理:将耳内肉芽或息肉表面擦净,用腐蚀药物涂擦使其腐蚀脱落或缩小,常用的药物如鸦胆子油,或用硝酸银、纯石炭酸等烧灼;也可手术将其摘除。

2)鼓膜切开术:当患者耳痛剧烈,痛引头部,鼓膜充血,红赤外凸,出现圆形光环时,应及时行鼓膜切开术。既有利于病情的缓解,又有利于鼓膜的修复生长。

3)中耳乳突手术:行中耳乳突根治术、中耳乳突改良根治术、中耳乳突探查术等,去除中耳乳突病灶。行鼓室成形术(tympanoplasty)、听力重建术等以保留和恢复听力,锦上添花。

4)单纯鼓膜挑刺修补术:适用于虚证脓耳鼓膜穿孔,病情处于缓解期或静止期,乳突 CT 未见骨质破坏或胆脂瘤的患者,可行门诊鼓膜挑刺修补术以修补鼓膜。手术器械简单,操作手法简便,修复效果良好。

(3)其他疗法:多为脾肾虚弱所致,取足太阴、足阳明、足少阴、足太阳经穴为主,如耳门、听宫、听会、翳风、足三里、丰隆等,用补法治疗;选足三里、阳陵泉、脾俞、肾俞、丰隆等悬灸。

2. 西医治疗

(1)局部治疗:据统计慢性化脓中耳炎脓培养,细菌多为金黄色葡萄球菌、流行性感冒嗜血杆菌,而且抗青霉素强的革兰氏阳性菌不断增多,一般广谱抗生素口服或静脉滴注已难奏效,特别是中耳乳突黏膜下血管已瘢痕纤维化,局部血液内药物达不到有效浓度,相反却使细菌产生了耐药性,故局部用药反较有利,可取脓培养做药物敏感试验,选用有效药物,常用制剂和用法基本同急性化脓中耳炎,但仅适用Ⅰ或Ⅱ型慢性中耳炎,用药前一定要清除外耳道脓痂,患耳朝上侧卧,滴药后取排气置换法,推压耳屏,最好用吸引器抽引干净,然后推压药液迫使进入鼓室乳突腔内,长期流脓的Ⅰ型中耳炎,可经定期合理的治疗后,1~2个月内即能痊愈。但用药不当和不坚持每日定时滴药时,难达治愈目的。

(2)手术治疗

1)慢性单纯性及骨疡性中耳炎

A. 去除周围感染病灶:影响鼻通气的鼻甲肥大、鼻息肉、鼻中隔偏曲等,应予手术切除和矫正,慢性鼻窦炎应进行根治,慢性扁桃体炎和增殖体肥大应予切除,尤其是小儿增殖体肥大和发炎,是中耳炎长期不愈的原因,切除后往往中耳炎可加速痊愈。

B. 鼓室成形术:为清除病变,重建听力,20 世纪 50 年代 Wullstein 及 Zöllner 创用鼓室成形术(Tympanoplasty),现已被后人广泛应用,并于 1956 年将鼓室成形术分为五型:Ⅰ型(鼓膜修补术),适用于鼓室内无肉芽、胆脂瘤,骨质无病理变化者,鼓膜修补成功,听力能显著提高;Ⅱ型(上鼓室乳突凿开术),适用于鼓膜边缘部或松弛部穿孔,有肉芽及胆脂瘤,骨质有病理改变者;Ⅲ型(鸟听骨式术)适用于病变较重,听骨链中断而镫骨完整者,清除病变组织,用残留鼓膜或植皮与镫骨粘着,建成一新鼓室或听骨链成形,听力即得以提高;Ⅳ型(全鼓室与小鼓室修建术),适用于全部听骨破坏者,手术清除病变后,用残余鼓膜或植皮,建成一圆窗与咽鼓管相通的小鼓室。Ⅴ型(小鼓室加开窗术):适用于听骨缺失,镫骨被肉芽和瘢痕组织固定。除手术建立小鼓室外,再在水平半规管上开窗,使声波经新窗传入内耳,以提高听力。此五型有的涉及鼓窦和乳突手术,内容含混不清,美国眼耳鼻喉科学院听力保存委员会提出,鼓室成形术的定义应是一种清除鼓室疾病和重建听觉机构的手术,仅包括鼓膜和听骨修补,不应包括乳突手术,如涉及乳突,应标明鼓室成形加乳突手术。国内鼓室成形术多采用Ⅰ、Ⅱ、Ⅲ、Ⅳ型,Ⅴ型者很少采用,通常Ⅰ型即为鼓膜修补术,Ⅳ型即为乳突根治术。

2) 严重骨疡性和胆脂瘤中耳炎手术:因患骨髓炎、肉芽及胆脂瘤等病变,应清除病变以达到干耳为主,在可能条件下再改善听力,有胆脂瘤者,必须彻底清除病变以预防发生颅内外并发症,现将有代表性的两种手术介绍如下:

A. 药物烧灼补贴法:适用于穿孔在 3 mm 以下者。局部做鼓膜表面麻醉,亦可用 1% 利多卡因耳道皮下浸润麻醉,用 30%～50% 三氯醋酸小卷棉子将鼓膜穿孔边缘烧蚀成 1～2 mm 白环,之后取消毒好的干羊膜片、鸡蛋内膜、蒜内衣、塑料薄膜或干纸片等,涂以生物胶或甘油,贴在穿孔表面,用酒精棉球堵塞外耳孔,亦可用小块明胶海棉塞在穿孔内,1～2 周后取下贴补片观察。如穿孔边缘不见肉芽,可再进行一次烧灼,因鼓膜表层为复层扁平上皮,具有较强的增殖再生能力。据 Litton 观察,每日可自鼓脐向外周移行生长 0.05 mm,一般小穿孔烧灼 2～3 次即可修补成功。

B. 组织瓣膜移植修补术:适用于穿孔＞0.4 cm 者。移植材料种类繁多,经证实最好的为中胚层组织,如颞筋膜、耳屏软骨膜和乳突骨膜等。鼓膜移植分内植、外植和夹层移植等法。除小儿外一般采用局部麻醉,用耳道浸润麻醉后,在显微镜下用小刮刀或刮匙将穿孔边缘上皮刮除 2～3 mm,如穿孔大,边缘窄,可由穿孔边缘向外耳道延长 2～3 mm,刮除耳道上皮,造成供皮创面,取少许蘸有青霉素的明胶海棉颗粒垫在鼓室内,取备好的移植片贴敷在刮好的鼓膜表面,外用明胶海棉填塞,为外植法;如将鼓膜穿孔内层黏膜刮去,将移植物片贴补在穿孔之内,为内植法。内外植法效果相同,可根据术者习惯选用,夹层法最适用于边缘部穿孔者,在靠近穿孔边之外耳道中距鼓环外 3～5 mm 处,环形切开皮肤及鼓膜边缘表面,取筋膜或骨膜片植入耳道皮下及鼓膜表层与纤维层之间,有利于愈合。

【预后与转归】

本病迁延难愈。如治疗不当,致耳内流脓反复不愈,听力下降,脓耳失治误治可发生变证,严重者可危及患者生命。

【预防与调护】

(1) 积极防治伤风鼻塞、鼻窒、鼻衄、鼻渊、乳蛾等邻近器官的疾病。

(2) 注意擤鼻的方法,不要用力擤鼻,有鼻涕时不宜做咽鼓管吹张。鼻腔冲洗不宜用力过猛,以防冲洗液压入咽鼓管。

(3) 小儿哺乳时要采取头高身低体位,喂后应竖抱婴儿,轻拍背部以排出胃内空气,防止平卧溢乳时呛入咽鼓管。

(4) 不自行挖耳,防止鼓膜受伤穿孔。外伤性鼓膜穿孔不宜使用滴耳剂治疗。

(5) 患耳流脓时每日清除耳道积脓,防止脓液浸渍耳郭及耳周皮肤。

(6) 对小儿和年老体弱患者,尤其应当注意病情变化,警惕脓耳变证。

(7) 发病时忌食辛辣、鱼虾海鲜类食物。

(8) 鼓膜穿孔未愈合时,禁止游泳,以防止污水入耳。

耳鸣耳聋

【定义】

耳鸣是指患者自觉耳内有鸣响的感觉而周围环境中并无相应的声源。耳聋是指不同程度的听力障碍。耳鸣耳聋作为临床常见症状,常见于各科的多种疾病过程中,也可单独成为一种耳科疾病。西医的耳科病变(如中耳炎、鼓膜穿孔)、急性或热性传染病(如猩红热、流行性感冒)、颅内病变(如脑肿瘤、听神经瘤)、药物中毒、高血压、梅尼埃病、贫血、神经衰弱等疾病,均可出现耳鸣耳聋。

【诊断要点】

1. 临床表现　主要依靠患者主诉。患者以耳鸣为主要症状,可诊断为耳鸣;以听力障碍、减退甚至消失为主要症状,客观检查也有听力障碍者,可诊断为耳聋;两者兼有者,为耳鸣耳聋。

(1) 由于耳鸣不是一个独立的疾病,造成耳鸣的病因很复杂,医学界尚在讨论中,因此耳鸣的分类很难统一。常用的分类方法有:

1) 根据病变部位分类:外耳、中耳、内耳、听神经、脑干或中枢听觉通路、全身系统性疾患、局部血管或肌肉,即血管性耳鸣与肌源性耳鸣。

2) 按病因分类:机械性耳鸣、中毒性耳鸣、感染性耳鸣、变态反应性耳鸣。

3) 根据响度分类:可分为七个等级。

0级:无耳鸣;

1级:耳鸣响度轻微,若有若无;

2级：耳鸣响度轻微，但肯定听得到；

3级：中等响度；

4级：耳鸣较响；

5级：耳鸣很响，有吵闹感；

6级：耳鸣极响，相当于患者体验过的最响噪声，如飞机起飞时的噪声。

4) 按音调分类：低调耳鸣，如刮风、火车或机器运转的轰鸣声；高调耳鸣，如蝉鸣、吹哨或汽笛声；无法识别音调的耳鸣。

(2) 耳聋的分类方式有很多种，按病变部位及性质可分为三类。

1) 传导性聋(conductive deafness)：外耳、中耳传音机构发生病变，音波传入内耳发生障碍，如耵聍栓塞、中耳炎等所致的耳聋。

2) 感音神经性聋(sensorineural deafness, neurosensory deafness)：指耳蜗螺旋器病变不能将音波变为神经兴奋或神经及其中枢途径发生障碍不能将神经兴奋传入，或大脑皮质中枢病变不能分辨语言，统称感音神经性聋，如梅尼埃病、耳药物中毒、迷路炎、噪声损伤、听神经瘤等。

3) 混合性聋(mixed deafness)：传音和感音机构同时有病变存在。如长期慢性化脓性中耳炎、耳硬化症晚期、爆震性聋等。

2. 辅助检查

(1) 客观性耳鸣可用助听器或听诊器检查。

(2) 若怀疑有腭肌阵挛者，可利用肌电图检查，将电极放入肌肉内，记录肌肉活动时电位改变与耳鸣的关系。

(3) X线血管造影有助于诊断血管畸形、动静脉瘘、血管分布等。颈椎X线片可检查有无骨质增生压迫血管。X线断层、CT头颅扫描以除外颅内病变。

(4) 鼓膜、影像学检查多无异常，听力学测试呈感音神经性聋。

【鉴别诊断】

本病可与分泌性中耳炎、化脓性中耳炎相鉴别(表3-5)。

表3-5 耳鸣耳聋与分泌性中耳炎、化脓性中耳炎的鉴别

	耳鸣耳聋	急性分泌性中耳炎	慢性分泌性中耳炎	化脓性中耳炎
病史	渐起或暴发,多种发病原因,亦可无明显诱因	每因感冒而发	渐起,有耳胀反复发作病史	耳道流脓、鼓膜穿孔病史
表现	耳鸣多为高音调,也可为低音调,可伴不同程度的听力减退	耳胀耳闷,耳鸣,自声增强,伴风寒或风热表证	听力减退,耳闭塞感	患耳溢脓,伴听力减退,耳鸣
鼓膜	鼓膜一般正常	鼓膜轻度充血、内陷或有鼓室积液	鼓膜内陷或增厚、浑浊、钙斑,或萎缩、粘连	初发鼓膜充血或小穿孔溢脓;久病鼓膜穿孔流脓,反复发作
听力	多为感音神经性聋,少数可呈混合性聋	传导性聋	多为传导性聋,少数可呈混合性聋	初发为传导性聋,久病可呈混合性聋

【治疗】

1. 中医治疗

(1)辨证论治

1)风热侵袭证:耳鸣耳聋,虽然起病较急,但症状较轻微,耳内憋气作胀和阻塞感较明显,自声增强。伴有发热,恶寒,头痛,口干。苔薄白,脉浮数。

治法:疏风清热,散邪通窍。

方药:银翘散或蔓荆子散。

若咳嗽加桔梗、前胡、甘草;若鼻塞可加麻黄等;若耳闷可加柴胡等。

2) 肝火上扰证:耳鸣耳聋发病较突然,但也可有暂行缓解者,耳鸣如闻潮声、风雷声(音声较响而低沉)。其症状与情志的变化有关,常在郁怒之后发生或加重。伴有肝火上逆的全身症状,如头痛、眩晕、面红目赤、口干咽干,或夜寐不安、烦躁不宁、急躁易怒、胁肋胀痛、大便秘结、小便黄。舌红苔黄,脉弦数有力。

治法:清肝泄热,开郁通窍。

方药:龙胆泻汤加石菖蒲。

若见火热壅盛,口渴烦热,大便干结,可加大黄、芦荟。

3) 痰火壅结证:两耳内鸣响,如闻"呼呼"之声(音调较为低沉),头昏沉重,耳内闭塞憋气明显。伴有胸闷脘满,咳嗽痰多,口苦或口淡无味,二便不畅利。舌红苔黄腻,脉弦滑。

治法:清火化痰,和胃降浊。

方药:加味二陈汤或清气化痰丸。

4) 气滞血瘀证:耳鸣耳聋,病程长短不一,新病耳鸣耳聋者,多突发;久病耳鸣耳聋者,聋鸣程度无明显波动。全身可无明显其他症状。舌质黯红或有瘀点,脉细涩。

治法:活血化瘀,通络开窍。

方药:通窍活血汤加减。

气虚者加黄芪、党参以益气活血;血瘀者加当归、何首乌以养血活血;阴虚者可配合耳聋左慈丸;阳虚者可配合补骨脂丸。

5) 肾精亏损证:耳内常闻蝉鸣之声(高音调)昼夜不息,夜间较甚,听力逐渐下降。兼有虚烦失眠,头昏目眩,腰膝酸软,男子遗精,女子白淫,食欲不振。舌质红少苔,脉细弱或细数。

治法:补肾益精,滋阴潜阳。

方药:耳聋左慈丸。

若见肾阳亏虚,肾气不通于耳而致耳鸣耳聋者,下半身常有冷感,或有阳痿,且多兼见面色㿠白,头晕目眩,精神萎靡,舌淡苔白,脉沉细弱等症,治宜温壮肾阳,用补骨脂丸。

6) 脾胃虚弱证:耳鸣耳聋,劳而更甚,或在蹲下站起时较甚,耳内有突然空虚或发凉的感觉。兼有倦怠乏力,纳少食后腹胀,大便时溏,面色萎黄。唇舌淡红,苔薄白,脉虚弱。

治法:健脾益气,升阳通窍。

方药:补中益气汤或益气聪明汤加减。

(2) 其他疗法

1) 滴鼻法:可用宣通鼻窍药物滴鼻,有宣利鼻窍,开通耳窍的作用。

2) 新鲜菖蒲捣汁滴耳:有散邪通窍的作用。

3) 咽鼓管自行吹张法:如《保生秘要·卷三》所说"定息以坐,塞兑,咬紧牙关,以脾肠二指(即拇指和示指)捏紧鼻孔,睁二目使气串耳用通窍内,觉哄哄有声,行之二、三日,窍通为度"。

(3) 针刺疗法

1) 体针:以局部穴位与远端穴位相结合的原则取穴,耳周穴位如听宫、听会、耳门、翳风,每次选用 2~3 穴。远端穴位可辨证选用。如风热侵袭者,配外关、合谷、曲池、大椎,疏风清热;肝火上炎者可配太冲、丘墟、中渚、阳陵泉,清肝泻火;痰火壅结者可配丰隆、大椎,清热化痰;气滞血瘀者可配膈俞、血海,行气活血;肾精亏损者可配肾俞、关元,补肾填精;脾胃虚弱者可配足三里、气海、脾俞,调理脾胃。每次选 2~3 穴,根据病情不同,分别采用补或泻的手法,虚寒者可用艾灸法(悬灸或直接灸)。

2) 耳针:取内耳、肾、神门等穴,中等刺激,留针 15~20 分钟,10~15 次为 1 个疗程,因为耳鸣耳聋病程较长,故常采用埋针,以保持较长时间的刺激。

3) 穴位注射:选听宫、翳风、完骨、瘛脉等穴,注入药液。常用的药物如当归注射液、丹参注射液。这些药液有补血活血作用,通过穴位注射疏通经络、行气血而治疗耳鸣耳聋。

(4) 按摩疗法:鼓膜按摩术,如《景岳全书·卷二十七》说:"凡耳窍或损或塞,或震伤,以致暴聋,或鸣不止者,即宜以手中指于耳窍中轻轻按捺,随捺随放,或轻轻摇动,以引其气,捺之数次,其气必至,气至则窍自通矣。"用手指按压耳屏,一按一放,反复施行,也可起到辅助治疗的作用。

2. 西医治疗

(1) 病因治疗

1) 戒除挖耳的习惯。掏耳可引起耳道和鼓膜损伤,有时还会并发感染,使听力下降。

2) 洗头、洗澡时防止水流入耳内。因为皮肤和鼓膜在水中浸泡,加上耵聍(即常说的耳蚕、耳屎)的刺激,容易引起外耳道炎。若原来有鼓膜穿孔者,水入耳内可引起中耳炎复发。

3) 夏季游泳前需做体格检查,有外耳道炎、鼓膜穿孔等疾病者,必须在矫治之后才宜游泳。

4) 耳郭外伤、冻疮时要严格防止感染。特别是绿脓杆菌感染,因为此细菌可引起耳郭软骨膜炎、软骨坏死,最终导致耳郭畸形(菜花样耳)。

5) 远离噪声和爆炸现场(包括放爆竹),因为较大的噪声可引起噪音性耳聋,而爆炸声会造成爆震性耳聋。

6) 远离烟酒和耳毒性药物(链霉素、庆大霉素、卡那霉素等),因为它们对听神经有毒害作用。

7) 病毒感染(麻疹、腮腺炎、耳带状疱疹等)常并发感音神经性耳聋,需及时采取防范措施。

8) 避免打击头部,更不可掌击耳部。前者可并发听力损害;后者可引起鼓膜破裂。生活中,因外力打击而造成耳功能受损的情况屡见不鲜。

9) 擤鼻涕时要掌握正确的擤鼻方法:应左右鼻腔一个一个地擤,切勿将左右鼻孔同时捏闭擤鼻,因为鼻腔后部与中耳腔有一管腔(咽鼓管)相通,擤鼻不当可将鼻腔分泌物驱入中耳腔,引起中耳炎。

中西医结合耳鼻咽喉科临床手册

10）有感冒、上呼吸道感染、咽鼓管功能障碍者，不宜乘飞机旅行，否则可能引起航空性中耳炎，出现耳痛、鼓膜充血、中耳积液，甚至听力下降。

11）全身系统性疾病引起耳聋者，临床上首推高血压与动脉硬化，肾病、糖尿病、甲状腺功能低下等也可引起，故对有这些病的患者应监护其听力。

12）老年性耳聋是人类机体老化过程在听觉器官的表现，出现的年龄与发展速度因人而异，其与遗传及整个生命过程中所经历的各种有害因素（包括疾病）有关。因此，老年人应定期检测听力。

13）对新生儿应常规进行听力筛查，发现有听力障碍时应尽早干预治疗。

（2）耳鸣耳聋的防治

1）传导性聋的防治：早期积极治疗急、慢性化脓性中耳炎和分泌性中耳炎是防治传导性聋的重要措施。传音结构修建术（鼓室成形术）对提高传导性聋的听力有一定效果，如能早期施行鼓室探查和鼓室成形术，可保存和恢复听力。对传导性聋较重者，可佩戴助听器，以提高听力。

2）感音神经性聋的防治：感音神经性聋的疗效目前尚不理想，因此，关键在预防，发病后及早治疗。

积极防治因急性传染病所引起的耳聋，做好传染病的预防、隔离和治疗工作，增强机体（尤其是儿童）的抵抗力。

对耳毒性药物的使用，要严格掌握适应证，如有中毒现象应立即停药，并用维生素和扩张血管的药物。

根据不同的原因和病理变化的不同阶段可采取不同药物综合治疗，如增进神经营养和改善耳蜗微循环的药物、各种血管扩张剂、促进代谢的生物制品等。

（3）耳鸣耳聋的治疗

1）听神经再生还原疗法

A．局部光波治疗的方法：可调节血管功能，使血流加速，改善内耳血液淋巴循环;加强组织代谢,纠正内耳缺氧状况并能及时排出有害物质,促进耳蜗功能及听功能的改善与恢复。

B. 电针治疗耳聋耳鸣:是脉冲电磁场直接介入患者中耳及内耳,电波能改善局部血液循环,改善组织通透性,改善耳蜗供血,有利于恢复耳蜗的正常生理功能。

2) 物理疗法

A. 传导性耳鸣——TCT 超导声频共振术(therapy of conducty tinnitus,TCT)

设备选择:纯音测听声阻抗仪(丹麦)、红光治疗仪、声频共振治疗仪。

技术原理:通过特殊的滤光片得到 600~700 nm 为主的红色可见光波段。细胞中线粒体对红光的吸收最大,在红光照射后,线粒体的过氧化氢酶活性增加,这样可以增加细胞的新陈代谢;使糖原含量增加,蛋白合成增加和三磷腺苷分解增加,从而加强细胞的新生,促进伤口和溃疡的愈合;同时也增加白细胞的吞噬作用,提高机体的免疫功能。同时结合声频共振治疗仪治疗,集声、频、热、电、磁、微细按摩等自然物理因子同步叠加透入于病灶,形成声频共振、理化叠加的立体效应。

B. 神经性耳鸣——TNT 光波耳神经修复术(therapy of neurological tinnitus,TNT)

设备选择:纯音测听声阻抗仪(丹麦)、红光治疗仪、声频共振治疗仪。

技术原理:通过纯音测听检查了解受试耳的听敏度,估计听力损害的程度,并可初步判断耳鸣的类型和病变部位,且能记录档案,进行前后比较。配合声频共振治疗仪,多种因子的协同交互作用,物理因子更有效地发挥各自的作用,更配合穴位激发,可加快血液循环,消除炎症,改善听力。

C. 其他耳鸣——STT 超导耳鸣康复系统(superconducty therapy of tinnitus,STT)

中西医结合耳鼻咽喉科临床手册

设备选择:纯音测听声阻抗仪(丹麦)、红光治疗仪、声频共振治疗仪。

技术原理:该系统通过全电脑控制的声波及中频电磁波作用,集声、频、热、电、磁、微细按摩等物理因素和天然中药制剂、西药、生物制剂等化学因素,同时配合耳科显微手术治疗,各种手术的开展,将使无数耳鸣的患者,回归清静世界。通过电磁脉冲装置冲击,打通耳部经络,激活耳神经,营养、修复受损的听神经和毛细胞,激活再生因子。

3) 药物治疗:采用丹麦先进红光治疗仪,通过特殊的光波与中国 1500 年历史名医陶弘景"康乐公"治愈耳病的独特药方及《黄帝内经》中治疗耳鸣的中药疗法相结合,共包含 2 个方剂 6 种剂型、4 个复聪方剂 12 种剂型。此疗法可以激活听毛细胞线粒体酶,加强细胞的新生,促进耳脉丝络畅通,芳香通窍,提高耳部机体的免疫功能,全面修复激活耳神经,消除耳鸣,恢复听力功能。

4) 熏蒸疗法:药物熏蒸是指用中药煮沸之后产生的蒸汽熏蒸患者耳部,利用药性、水和蒸汽等的刺激作用来达到防病治病的一种方法。萃取百味原生态中草药,运用国际先进生物提纯的浓缩技术,最大限度地保证药材中原有的生物活性,达到快速扩张血管,溶解、排出耳脉内沉积的毒素,并为受损耳神经细胞提供充足的血氧和营养,促进现存耳神经元的修复、再生,改善听神经损伤的病态环境。

5) 埋线疗法:将 3 个"0"号的铬制肠线分段剪成 0.2~0.3 cm 长,放于盛 75%乙醇的细菌培养皿中消毒备用。高压消毒的 22 号小儿腰穿针针芯抽出约 1 cm,将备用肠线插入针管内备用,采用 2.5%碘酒及 75%乙醇先后消毒耳后沟之上部皮肤,将耳郭牵向前外拉紧皮肤,位于耳后皱襞上莫沿耳郭软骨后缘,即为耳后聪穴,应避开血管,将针尖快速垂直刺进乳突骨衣外。再向前内指向鼻梁,约进针 1.5 cm。明显得气后,提插捻动 3~4 次。将针缓缓向外拔出,同时推进针芯,把肠线推入组织内,拔出腰穿针,用无菌棉球压迫针眼止血。每周 1 次,一般连续 4 次为 1 个疗程。必要时可行第 2 个疗程。

药线作为一种异体蛋白,埋入穴位以后相当于异种组织移植,可使人体产生变态反应,使淋巴细胞致敏,其细胞又配合体液中的抗体、巨噬细胞等,反过来破坏分解、液化药线,使之变成多肽、氨基酸等,最后被吞噬吸收,同时产生多种淋巴因子。这些抗原刺激物对穴位产生生理物理及生物化学刺激,使局部组织产生变态反应和无菌性炎症,及至出现全身反应,从而对穴位局部产生刺激作用的同时提高人体的应激能力,激发人体免疫功能,调节身体有关脏腑器官功能,使活动趋于平衡,疾病得到治愈。

6) 掩蔽疗法:耳鸣习服疗法又称再训练疗法,是促进患者对耳鸣的适应和习惯。习服疗法和掩蔽疗法则被称为极有前景的治疗方法。其原理主要是通过对神经系统重新训练或再编码,降低中枢兴奋性,增加中枢抑制,切断耳鸣与不良情绪的恶性循环,促使患者对耳鸣的适应,从而达到治疗的目的。

掩蔽的作用机制就是选择活动性增强部分毛细胞相对应的窄带噪声以兴奋支配这部分细胞的传出神经,从而降低毛细胞的自发活动性,使之恢复正常活动。经过一段时期的刺激训练,即可恢复部分或全部传出神经的兴奋性,降低异常自发放电活动或自发放电活动恢复正常。抹掉中枢神经系统对耳鸣的记忆及破坏其可塑性,从而达到耳鸣缓解甚至消失的目的。因此,在实施掩蔽疗法时一定要排除影响传出神经系统功能的不利因素,如精神紧张、心理因素等。另外建议掩蔽疗法应和松弛疗法相结合,即在进行掩蔽疗法时应指导患者如何达到一种较为松弛的状态去聆听掩蔽声并结合一定的松弛操进行。这些其实也决定了掩蔽疗法的适应证。

7) 心理疗法:又叫精神疗法,与化学、天然药物及物理治疗不同,是医生与患者交往接触过程中,医生通过语言来影响患者心理活动的一种方法。

心理治疗是医生通过语言、表情、动作、姿势、态度和行为向患者施加心理上的影响，解决心理上的矛盾，达到治疗疾病、恢复健康的目的。

（4）耳鸣耳聋的调护：首先，应调整心态，不应太在意耳鸣，不要过度紧张，应及时接受医生的诊治。在诊治过程中积极配合治疗，并且可积极主动发挥其他业余爱好来分散自己对耳鸣的注意力，调整生活节奏，多培养一些兴趣。其次，避免在噪声环境下长时间逗留或过多地接触噪声，避免或谨慎地使用耳毒性药物，少吸烟，少喝酒，生活作息有规律，睡眠不宜过长（中青年 7～8 小时，老年人 6 小时睡眠即可）。

最后，由于耳鸣起因较慢，病程较长，故治疗一般也需要较长的时间。因此，患者在配合治疗过程中要有恒心，不要轻易放弃。

【预后与转归】

部分患者经治疗后会好转或痊愈，由于耳鸣耳聋的病因病机复杂，特别是病程长和年老患者很难治愈。

【预防与调护】

（1）避免使用耳毒性药物。

（2）避免过度忧郁与发怒，已有耳鸣耳聋者，更要注意精神调理。

（3）注意饮食调理，避忌辛辣炙煿、肥甘食物，睡前禁忌饮浓茶、咖啡、乙醇等刺激性饮料，戒除吸烟习惯。

（4）注意养息，尤忌房劳过度。

（5）睡前可用热水浸脚，或以手用力摩擦两足底涌泉穴，引火归原，减轻耳鸣，促进入眠。

（6）重度耳聋者，要嘱其注意交通安全，以免发生意外事故。

梅尼埃病

【定义】

梅尼埃病是一种特发性内耳疾病,在 1861 年由法国医师 Prosper Ménière 首次提出。该病主要的病理改变为膜迷路积水,临床表现为反复发作的旋转性眩晕、波动性听力下降、耳鸣和耳闷胀感。

本病属于中医学"耳眩晕""耳性眩晕"范畴。

【诊断要点】

1. 临床表现　典型症状为眩晕、耳聋、耳鸣及耳内闷胀感。

(1) 眩晕:多为突然发作的旋转性眩晕。患者常感周围物体围绕自身沿一定的方向旋转,闭目时症状可减轻。常伴恶心,呕吐,面色苍白,出冷汗,血压下降等自主神经反射症状。头部的任何运动都可以使眩晕加重。患者意识始终清楚,个别患者即使突然摔倒,也保持着清醒状态。

眩晕持续时间多为数十分钟或数小时,最长者不超过 24 小时。眩晕发作后可转入间歇期,症状消失,间歇期长短因人而异,数日到数年不等。眩晕可反复发作,同一患者每次发作的持续时间和严重程度不尽相同,不同患者之间亦不相同,且眩晕发作次数越多,每次发作持续时间越长,间歇期越短。

(2) 耳聋:早期多为低频(125~500 Hz)听力下降的感音神经性聋,可为波动性,发作期听力下降,而间歇期可部分或完全恢复。随着病情发展,听力损失可逐渐加重,逐渐出现高频[(2~8)kHz]听力下降。本病还可出现一种特殊的听力改变现象:复听

(diplacusis)现象,即患耳与健耳对同一纯音可听成 2 个不同的音调和音色的声音;或诉听声时带有尾音。

(3) 耳鸣:可能是本病最早的症状,初期可表现为持续性的低调吹风样,晚期可出现多种音调的嘈杂声,如铃声、蝉鸣声、风吹声等。耳鸣可在眩晕发作前突然出现或加重。间歇期耳鸣消失,久病患者耳鸣可持续存在。少数患者可有双侧耳鸣。

(4) 耳闷胀感:眩晕发作期,患耳可出现耳内胀满感、压迫感、沉重感。少数患者诉患耳轻度疼痛,耳痒感。

外耳道及鼓膜多无异常。

2. 辅助检查

(1) 冷热试验:早期患侧前庭功能可正常或轻度减退,多次发作后可出现健侧的优势偏向,晚期出现半规管轻瘫或功能丧失。

(2) 前庭诱发肌源性电位(vestibular evoked myogenic potentials,VEMP):可出现振幅、阈值异常。

(3) Hennebert 征:镫骨足板与膨胀的球囊粘连时,增减外耳道气压时可诱发眩晕与眼震。梅尼埃病患者 Henenbert 征可出现阳性。

(4) 耳蜗电图:利用蜗神经动作电位(AP)反应阈接近听阈的特点客观评估难以合作者的听阈,是目前鉴别耳聋病变部位(传导性、耳蜗或蜗后)最准确的方法。

(5) 听力检查:通过观察声刺激所引起的反应,以了解听觉功能状态和诊断听觉系疾病的检查。目的是了解听力损失的程度、性质及病变的部位。

(6) 影像学检查:颞骨 CT 检查可显示前庭水管狭窄。特殊造影下的内耳膜迷路 MRI 可显示部分患者内淋巴管变细。

(7) 免疫学检查:Raoch(1995 年)报告 47% 的梅尼埃病患者有 HSP70 抗体,双侧者为 58.8%。Gottschlich(1995 年)应用蛋白质免疫印迹法检测梅尼埃病患者血清对牛内耳抗原的抗体,显示 30% 的患者有 68kDa 抗原抗体。

（8）自发性眼震：眩晕发作时可见自发性水平型或水平旋转型眼球震颤，快相向病侧或健侧。发作过后眼震逐渐消失。

（9）前庭功能检查：初次发作者可显示患侧前庭功能亢进，或有向患侧的优势偏向；多次发作者可显示患侧前庭功能减退甚至消失，或有向健侧的优势偏向。部分患者虽有多次发作，前庭功能可正常。

（10）甘油试验：部分患者呈阳性反应。

【鉴别诊断】

本病应与中枢性眩晕（表 3-6）及头昏等病证相鉴别。头昏实际上是头重脚轻感、晕厥感或莫可名状的头部不适感，并非真性眩晕。

表 3-6　梅尼埃病与中枢性眩晕的鉴别

鉴别要点	梅 尼 埃 病	中 枢 性 眩 晕
眩晕类型	突发性旋转性	旋转或非旋转性
眩晕程度	较剧烈	较轻，可渐加重
体位变化	头位或体位变动时眩晕加重	与变动体位或头位无关
伴发症状	耳胀满感、耳鸣、耳聋及恶心呕吐	多无耳部症状，多伴中枢症状
神志变化	无意识障碍	可有意识丧失
自发眼震	水平旋转或旋转性，与眩晕方向一致	粗大、垂直或斜行，方向多变
持续时间	短，数分钟、数小时到数日	长，数日到数月
前庭功能	可出现前庭重振现象	可出现前庭减振或反应分离

【治疗】

1. 中医治疗

（1）辨证论治

1）风邪外袭证：突发眩晕，如坐舟车，恶心呕吐。可伴有发热恶风,鼻塞流涕,咽痛,咳嗽。舌质红,苔薄黄,脉浮数。

治法:疏风散邪,清利头目。

方药:桑菊饮加减。

若眩晕较甚,加入天麻、钩藤、白蒺藜以息风;呕恶较甚者,加半夏、竹茹以降逆止呕;咽痛较甚者,选加射干、玄参、牛蒡子、蒲公英以清利咽喉。

2) 痰浊中阻证:眩晕剧烈,头重如蒙,胸闷不舒,呕恶较甚,痰涎较多。或见耳内胀满,耳鸣耳聋,心悸不宁,纳呆倦怠。舌质淡胖有齿痕,舌苔白腻,脉濡滑。

治法:燥湿健脾,涤痰息风。

方药:半夏白术天麻汤加减

若湿重,倍用半夏,加泽泻;痰火互结者,加黄芩、胆南星、黄连;呕恶较甚者,加竹茹。亦可选用泽泻汤合二陈汤加减。

因痰致眩,当责之于脾,故当眩晕缓解后,应注意健脾益气,调理脾胃以杜绝生痰之源,防止复发,可用六君子汤加减以善后。

3) 肝阳上扰证:眩晕每因情绪波动、心情不舒、烦恼时发作或加重。常伴耳鸣耳聋,口苦咽干,面红目赤,急躁易怒,胸胁苦满,少寐多梦,或头痛耳胀。舌质红,苔黄,脉弦数。

治法:平肝息风,滋阴潜阳。

方药:天麻钩藤饮加减。

若眩晕较甚,偏于风盛者,可加龙骨、牡蛎以镇肝息风;少寐多梦较甚者,可重用茯神、夜交藤,加远志、炒枣仁以清心安神;阴虚较甚者,选加何首乌、白芍、生地黄、麦冬、玄参以养阴柔肝;偏于火盛者,可加龙胆草、牡丹皮以清肝泻热,或用龙胆泻肝汤以清泻肝胆之火。因阳亢火盛,每致伤阴,故眩晕缓解后,应注意滋阴养液,以潜降肝阳,可用杞菊地黄丸调理善后。

4) 寒水上泛证:眩晕时心下悸动,咳痰稀白,恶心欲呕,频吐清涎,或见耳内胀满,耳鸣耳聋,面色苍白,冷汗自出,腰痛背冷,四肢不温,精神萎靡,夜尿频多。舌质淡胖,苔白滑,脉沉细弱。

治法：温壮肾阳，散寒利水。

方药：真武汤加减。

若寒甚，选加川椒、细辛、桂枝、巴戟天、淫羊藿、胡芦巴等药以加强温阳散寒作用。

5）髓海不足证：眩晕屡发，耳鸣耳聋，腰膝酸软，精神萎靡，记忆力差，心烦不宁，失眠多梦，男子遗精，手足心热。舌质红，苔少，脉细数。

治法：滋阴补肾，填精益髓。

方药：杞菊地黄丸加减。

眩晕发作时加石决明、牡蛎以镇肝潜阳；精髓空虚较甚者，加鹿角胶、龟板胶以增强填补精髓之力；若心肾不交，心烦失眠多梦，加夜交藤、阿胶、酸枣仁、柏子仁等交通心肾。亦可用左归丸加减。

6）上气不足证：眩晕时发，每遇劳累时发作或加重，可伴耳鸣耳聋，面色苍白，心悸不宁，神疲思睡，唇甲无华，少气懒言，动则喘促，倦怠乏力，食少便溏。舌质淡，脉细弱。

治法：补益气血，健脾安神。

方药：归脾汤加减。

若血虚较明显，选加枸杞、何首乌、熟地黄、白芍等以加强养血之力，或用八珍汤；以气虚为主，中气下陷者，可用补中益气汤以益气升阳。

7）气滞血瘀证：眩晕时作，耳鸣耳聋，伴有头痛，心悸健忘，失眠多梦。或见面色晦暗，口唇发紫，肌肤甲错。舌质紫黯，或有瘀点、瘀斑，脉细涩或弦涩。

治法：活血祛瘀，通窍止眩。

方药：通窍活血汤加减。

若见神疲乏力、自汗等气虚证，加黄芪以益气行血，固表止汗；畏寒肢冷，感寒加重者，加桂枝、附子温经活血；遇风加重者，可重用川芎，加荆芥、防风、白芷、天麻祛风止眩。

（2）针灸疗法

1）体针：根据耳眩晕的病因病理，循经取穴，并根据病证虚实而采用不同的手法。

主穴：百会、头维、风池、风府、神门、内关。

配穴：肝俞、肾俞、脾俞、合谷、外关、三阴交、关元、足三里、气海、命门、行间、侠溪、中脘、丰隆、解溪。

每次取主穴、配穴各2～3穴。虚证者用补法，并可配合灸法；实证者，用泻法。

2）耳针：可选肾、肝、脾、内耳、脑、神门、额、心、胃、枕、皮质下、交感等穴。

3）头皮针：双侧晕听区针刺。

4）穴位注射：可选取合谷、太冲、翳明、内关、风池、四渎等穴，药物可选维生素 B_1 注射液、维生素 B_{12} 注射液、5％或10％葡萄糖生理盐水或丹参注射液、当归注射液、天麻注射液。

2. 西医治疗

（1）一般治疗：注意饮食和生活习惯，如低盐饮食、少吃刺激性食物、避免烟酒过量、睡眠充足、避免熬夜、避免过度劳累和精神压力等，对病情的控制有帮助而减少眩晕发作。发作时要静卧，戒急躁，进清淡低盐饮食，限制入水量，忌用烟、酒、茶。在间歇期要鼓励患者锻炼身体，增强体质，注意劳逸调度适当。

（2）药物治疗

1）镇静剂：地西泮，每次 2.5 mg，每日 3 次。可酌情用氯丙嗪。

2）抗胆碱能药：如山莨菪碱、东莨菪碱。

3）利尿脱水剂：如氯噻酮、25％山梨醇碱。

4）维生素剂：大量使用维生素 C、维生素 B_6、维生素 E。

5）能量制剂：三磷腺苷（ATP），每次 40 mg，每日 3 次。肌苷每次 0.4 g，每日 3 次。辅酶 A，250 U，肌内注射，每日 1 次。

6）血管扩张剂：常用桂利嗪、氟桂利嗪、培他司汀、烟酸等。

（3）外科治疗：不是所有的梅尼埃病患者都可以手术，手术只适用于药物治疗无效，患者又丧失工作能力的。局限于单侧有病的患者。据统计梅尼埃病只有 5% 的患者在手术治疗范围。手术概括为破坏性、半破坏性、保守性三种类型。

手术治疗适用于严重者，主要有内淋巴囊减压术、球囊造瘘术、迷路破坏术、前庭神经切断术。一般的患者多不接受破坏性、半破坏性手术。保守手术有多种，主要内淋巴囊切开术、球囊减压术、交感神经切断术、鼓索神经切断术、内淋巴蛛网膜下腔分流、镫骨底板开窗术和内淋巴囊乳突腔分流等。

【预后与转归】

大部分患者经过治疗，眩晕可得到缓解，但容易复发，多次发作后，可遗留顽固性的耳鸣及不可逆性耳聋。

【预防与调护】

（1）宜低盐饮食，禁烟、酒、咖啡及浓茶。

（2）解除患者的疑虑和恐惧心理，鼓励患者加强锻炼，注意劳逸结合。

（3）发作期间，应卧床休息，卧室保持安静，减少噪声，光线宜暗，空气流通。注意起立时因突然眩晕而跌倒。

面　瘫

【定义】

面瘫即面神经瘫痪（麻痹），是以面部表情肌群运动功能障碍为主要特征的一种常见病，一般症状是口眼歪斜。它是一种常见病、多发病，它不受年龄限制，临床可分为中枢性面瘫和周围性面瘫两大类型。

本病属于中医学"耳面瘫"范畴。

【诊断要点】

1. **临床表现**　多数患者往往突然发现一侧面颊动作不灵，口角歪斜，病侧面部表情肌完全瘫痪，前额皱纹消失，眼裂扩大，鼻唇沟平坦，口角下垂，露齿时口角向健侧偏歪，病侧不能做皱额、蹙眉、闭目、鼓气和噘嘴等动作，鼓腮和吹口哨时，因患侧口唇不能闭合而漏气；进食时，食物残渣常滞留于病侧的齿颊间隙内，并常有口水自该侧流下，由于泪点随下睑内翻，使泪液不能按正常引流而外溢。

（1）临床类型：临床可分为中枢性面瘫和周围性面瘫两大类型。

1）中枢性面瘫：系对侧皮质-脑桥束受损所致，因上组面肌未受累，故仅表现为病变对侧下组面肌的瘫痪，并常伴有该侧的偏瘫。

2）除特发性面神经麻痹外，由其他原因引起的面瘫主要有以下几种。

A. Guillain-Barré 综合征（脑神经型）：可出现周围性面瘫，但病变常为双侧，多数伴有其他脑神经损害。脑脊液可有蛋白（增高）细胞（正常或轻度高）分离现象。

B. 脑桥病变：因面神经运动核位于脑桥，其纤维绕过展神经核。故脑桥病损除周围性面瘫外，常伴有脑桥内部邻近结构的损害，如同侧外直肌麻痹、面部感觉障碍和对侧肢体瘫痪等。

C. 小脑脑桥角损害：多同时损害同侧第Ⅴ对和第Ⅷ对脑神经，以及小脑和延髓。故除周围性面瘫外，还可有同侧面部感觉障碍、耳鸣、耳聋、眩晕、眼球震颤、肢体共济失调及对侧肢体瘫痪等表现。

D. 面神经管邻近部位的病变：如中耳炎、乳突炎、中耳乳突部手术及颅骨骨折等，除周围性面瘫外，可有其他相应的体征和病史。

E. 茎乳孔以外的病变：因面神经出茎乳孔后穿过腮腺支配面部表情肌，故腮腺炎症、肿瘤、颌颈部及腮腺区手术均可引起周围性面瘫。但除面瘫外，常有相应疾病的病史及特征性临床表现，无听觉过敏及味觉障碍等。

(2) 面神经麻痹的体征分为运动、分泌和感觉三类。常急性发病，病侧上、下组面肌同时瘫痪为其主要临床表现，常伴有病侧外耳道和（或）耳后乳突区疼痛和（或）压痛。

上组面肌瘫痪导致病侧额纹消失，不能抬额、蹙眉，眼睑不能闭合或闭合不全，闭眼时眼球向上方转动而露出白色巩膜（称 Bell 现象）。因眼轮匝肌瘫痪，下眼睑外翻，泪液不易流入鼻泪管而渗出眼外。

下组面肌瘫痪表现为病侧鼻唇沟变浅，口角下垂，嘴被牵向病灶对侧，不能噘嘴和吹口哨，鼓腮时病侧嘴角漏气。由于颊肌瘫痪，咀嚼时易咬伤颊黏膜，食物常滞留于齿颊之间。

严重损伤者，面肌麻痹显著，甚至见于面部休息时。患者下半部面部肌肉松弛、面纹消失，颈阔肌裂隙较正常宽，面肌和颈阔肌随意和协同运动完全性消失。当患者试图微笑时，下半部面肌拉向对侧，造成伸舌或张口时出现偏斜的假象。唾液和食物聚集在瘫痪侧,患者不能闭眼,随闭眼动作可见眼球向上、并略向内转动。当病变位于周围神经至神经节时,泪腺神经失去作用,不能通过眼睑运动将眼泪压进鼻泪管,导致结合膜囊内眼泪聚集过多。因上眼睑麻痹,角膜反射消失,通过眨动另一侧眼睑才表明存在角膜感觉和角膜反射的传入部分。

若病变波及鼓索神经,可有同侧舌前 2/3 味觉减退或消失。

若镫骨肌支以上部位受累时,除味觉障碍外,还可出现同侧听觉过敏。

若膝状神经节受累(多为带状疱疹病毒感染),除面瘫、舌前 2/3 味觉障碍、听觉过敏外,还有同侧唾液、泪液分泌障碍,耳内及耳后疼痛,外耳道及耳郭出现疱疹,称拉姆齐·亨特综合征(Ramsay Hunt syndrome)。总体讲膝状神经节综合征的面神经瘫比 Bell 麻痹预后差,约 66% 的患者不完全性麻痹可完全恢复,而仅 10% 的完全性麻痹患者恢复了正常的面部功能。预后差的危险因素包括年龄、耳部疼痛的程度、面神经麻痹是完全性还是不完全性的、面神经麻痹与疱疹同时发病。

尽管面神经传导也来自面肌的本体感觉和耳翼、外耳道小范围的皮肤感觉,但是很少发觉这些感觉缺失。

面神经部分损伤引起面部无力,偶尔下半面部比上半面部受累更为严重。对侧很少受累。面肌麻痹的恢复取决于病变的严重性,如果神经已被切断,功能完全、甚至部分性恢复的概率均很小。多数面神经麻痹的患者可部分或完全性恢复功能,完全性恢复者在休息或运动时,两侧面部表情无区别;部分性恢复者在瘫痪侧出现"挛缩"的改变。

表面检查似乎显示正常侧肌肉无力,随患者微笑或试图运动面肌,此不正确印象更加明显。

2. 辅助检查

(1)静止检查

1)茎乳突:检查茎乳突是否疼痛或一侧颞部、面部是否疼痛。

2) 额部：检查额部皮肤皱纹是否相同、变浅或消失，眉目外侧是否对称、下垂。

3) 眼：检查眼裂的大小，两侧是否对称、变小或变大，上眼睑是否下垂，下眼睑是否外翻，眼睑是否抽搐、肿胀，眼结膜是否充血溃疡，是否有流泪、干涩、酸、胀的症状。

4) 耳：检查是否有耳鸣、耳闷、听力下降。

5) 面颊：检查鼻唇沟是否变浅、消失或加深。面颊部是否对称、平坦、增厚或抽搐。面部是否感觉发紧、僵硬、麻木或萎缩。

6) 口：检查口角是否对称、下垂、上提或抽搐；口唇是否肿胀，人中是否偏斜。

7) 舌：检查味觉是否受累。

（2）运动检查

1) 抬眉运动：检查额枕肌额腹的运动功能。重度患者额部平坦，皱纹一般消失或明显变浅，眉目外侧明显下垂。

2) 皱眉：检查皱眉肌是否能运动，两侧眉运动幅度是否一致。

3) 闭眼：闭眼时应注意患侧的口角有无提口角运动，患侧能否闭严及闭合的程度。

4) 耸鼻：观察压鼻肌是否有皱纹，两侧上唇运动幅度是否相同。

5) 示齿：注意观察两侧口角运动幅度，口裂是否变形，上下牙齿暴露的数目及高度。

6) 努嘴：注意观察口角两侧至人中的距离是否相同，努嘴的形状是否对称。

7) 鼓腮：主要检查口轮匝肌的运动功能。

（3）实验室检查：依据可能的病因选择必要的有选择性的检查。

1) 血常规、血电解质检查：一般无特异性改变，起病时血象可稍偏高。

2) 血糖、免疫项目、脑脊液检查：如异常则有鉴别诊断意义。

3) 梅-罗综合征排查：从病因学角度出发必须除外某些炎症，如结核、结节病等。通常要做结核菌素试验、克韦姆试验、血清丙球蛋白测定。

莱姆病红细胞沉降率可增快；血清 GOT、GPT 及 LDH 增高。急性期可从血液、脑脊液、关节液和皮肤病灶中查到病原螺旋体。脑脊液初期检查正常，几周至几个月后白细胞增高，以淋巴细胞增高为主，蛋白可略增高。酶联免疫试验（ELISA）和免疫荧光抗体测定抗 BB 抗体阳性，对诊断有重要意义。IgM 和 IgG 滴度1：64以上为阳性，本病患者 IgG 和 IgM 效价发病 3～6 周测定，90%的患者＞1：128，早期以 IgM 增高为主，后期以 IgG 升高为主，其效价高可维持几年。

（3）其他辅助检查：CT、MRI 检查，颅底 X 线检查，脑电图、眼底检查等，如异常则有鉴别诊断意义。

【鉴别诊断】

周围性与中枢性面瘫的鉴别：瘫痪明显者一目了然，极轻者鉴别困难，可以依靠以下几方面进行鉴别：一靠表情运动，周围性者瘫痪更加明显，而中枢性者哭笑时并不表现瘫痪；二靠掌颏反射，周围性面瘫时无或减弱，中枢性面瘫时有或亢进，但此法不太可靠；三靠将其他体征联系起来判定，最为可靠（表 3 - 7）。

表 3 - 7　周围性面瘫与中枢性面瘫的鉴别

	周围性面瘫	中枢性面瘫
病史	可有受凉、头面部受风病史	有外感病史
病位	面神经核及面神经核以下部位的面神经损害	面神经核以上至大脑皮质中枢之间皮质脑干神经损害
病因	急性起病：面神经炎、中耳乳突炎病后伴发周围面神经损害 慢性起病：颅底肿瘤，各种慢性脑膜炎的颅底蛛网膜粘连	急性起病：急性脑血管病变、多发性硬化 慢性起病：损害皮质延髓通路的肿瘤

	周围性面瘫	中枢性面瘫
症状体征特点	皱额变浅或消失 闭眼不合 鼻唇沟变浅或消失 口角下垂 可有听觉改变、舌前 2/3 味觉减退及唾液分泌障碍等特点	皱额正常 闭眼正常 鼻唇沟变浅 口角下垂 常伴有与面瘫同侧的肢体瘫痪，无舌前 2/3 味觉减退及唾液分泌障碍等
检查	无腱反射异常、无巴宾斯基征等病理征	腱反射异常、巴宾斯基征阳性

【治疗】

1. 中医治疗

（1）辨证论治

1）风邪阻络证：突发单侧口眼㖞斜，闭目不能，口角下垂，面部麻木；或伴有耳后乳突部疼痛、头痛拘紧。风寒阻络者，伴恶寒发热、颈项紧束、头痛、舌淡红、苔薄白、脉浮紧；风热阻络者，伴发热恶风、咽痛、咳嗽、舌红、苔薄黄、脉浮数；风痰阻络者，伴面部阵发抽搐，平素头身困重、胸闷脘痞、舌体胖大、苔白腻、脉弦滑。检查可见外耳及鼓膜正常，耳后乳突部可有轻度压痛。

治法：祛风通络。

方药：牵正散加减。

若初起风邪重，加羌活、防风、白芷等辛散风邪；偏风热者，加金银花、连翘、桑叶、菊花；偏风寒者，加用麻黄、桂枝、防风，或合用葛根汤；偏风痰者，加胆南星、天麻、羌活，或合用玉真散；面肌抽搐频作者，加蜈蚣、乌梢蛇；湿浊阻滞较重者，加薏苡仁、苍术、半夏。

2）气虚血瘀证：素体正气不足，病程日久，一侧口眼㖞斜，表情呆滞，闭目不合，下睑外翻流泪，患目干涩，甚则出现面部抽搐、挛缩。舌质黯淡，或有瘀点，脉细涩。

治法：益气活血，化瘀通络。

中西医结合耳鼻咽喉科临床手册

方药：补阳还五汤加减。

可加用白附子、僵蚕、全蝎祛风化痰通络；久治不愈者，可加蜈蚣、水蛭、天麻、桃仁、红花等以加强搜风化瘀通络之功。

（2）其他疗法

1）穴位割治法：取麝香、蜈蚣、僵蚕、白花蛇、马钱子、斑蝥等混合细研成末，入瓶备用。取阳白、太阳、颧髎、颊车、迎香、地仓、下关、翳风等穴位，口角歪斜严重者加水沟穴，用无菌刀片在上述各穴位上攒刺，以少许渗血为度，取药粉约 5 g 于各穴位上，于小片追风膏贴敷，每周换药 1 次，4 周为 1 个疗程。

2）外涂法：取新鲜鳝鱼 1 条，用两把止血钳分别夹住头和尾，用手术刀片在头部止血钳后约 1 cm 处切口，找到血管切开，然后将鳝鱼血均匀涂于患侧，尽可能多涂几层，保留至少 2 小时后用温水冲洗干净，隔日 1 次。

（3）针灸疗法

1）体针：选合谷、太冲、迎香、风池、翳风、颊车、阳白、太阳、攒竹、水沟等穴位，采取循经远取与局部近取相结合，面部采取斜刺或透穴法，如攒竹向睛明穴、阳白向鱼腰穴、迎香向四白穴、地仓向颊车穴沿皮刺。初期用泻法，后期用补法。

2）灸法：选四白、地仓、颊车、迎香等穴，采取悬灸、温针灸或隔姜灸。

3）耳针：选神门、面颊、口、目、肝、脾、皮质下等穴，以王不留行贴压以上穴位。

4）穴位注射：可选取地仓、颊车、下关、翳风等穴，药物可选丹参注射液、黄芪注射液、当归注射液等。

5）穴位贴敷：指将膏药或用各种液体调和药末的糊状制剂，贴敷于一定的穴位或患部，通过药物、腧穴及经络的作用，达到治疗目的的一种中医外治疗法。常用药物如斑蝥、巴豆、马钱子等（研成细粉）；常用穴位如印堂、太阳、迎香、地仓、下关、颊车等。

（4）按摩疗法：主要是通过鼻部按摩，以疏通经脉，使气血流畅,达到宣通鼻窍,驱邪外出的作用。方法是用双手示指在鼻梁两侧来回摩擦,每次3分钟,早晚各1次。

2. 西医治疗　面瘫的西医治疗方法虽然有很多,但需要注意的是西药治疗面瘫的效果虽然比较快,治后容易复发,而且西药会对身体产生副反应。

(1) 药物疗法:临床常采用糖皮质激素、B族维生素及活血化瘀药共泰抗炎、减轻水肿、改善微循环之功效。针对引起面瘫的病毒、细菌性感染源,如病毒性疱疹、中耳炎等病证,有很好的疗效。

(2) 手术疗法

1) 神经血管肌蒂移植术:常用阔筋膜张肌、股薄肌移植。移植成功凭借三个环节:肌肉移植、血管吻合、神经吻合。手术难度较大。国内只有少数整形外科医院开展。

2) 健侧面神经跨接:手术创伤较大,有时会影响健侧面部功能,现基本不做。

3) 舌下神经交换术:用其他脑神经近心段与面神经远心段吻合。术后面肌功能渐进恢复,持续数月乃至2~3年。患者脑皮质控制能力有很大差异,使适应性面模拟运动练习的效果亦不等。

【预后与转归】

本病应积极手术治疗,祛除病灶,以免耽误病情。轻者预后良好;重者,如不及时治疗,可遗留角膜炎、结膜炎、面肌萎缩等,影响面容美观。

【预防与调护】

(1) 及早治疗脓耳,防止流脓不畅,邪毒入里,是预防本病的关键。

(2) 发病后,因闭眼露睛,角膜失去眼睑防护,易引起染毒,故可戴防尘眼镜或用纱布覆盖患侧眼部,睡前用眼膏涂抹。

(3) 因进食时食物易于停滞于患侧口颊内,故要注意口腔卫生,食后漱口。

(4) 患侧面部每日多次按摩,有助于面瘫康复。

中西医结合耳鼻咽喉科临床手册

第四章

鼻科疾病

鼻 疖

【定义】

鼻疖是指鼻前庭毛囊、皮脂腺或汗腺的局限性化脓性炎症，多发于单侧。鼻疖有时可生于鼻尖和鼻翼处。

本病属于中医学"鼻疔"范畴。

【诊断要点】

1. 临床表现　初起可有局部疼痛，继而红肿，可有明显触痛。疖肿成熟后，多在1周左右溃破流脓，疼痛亦随之减轻，可伴有轻度发热。严重者患侧上唇及面颊部出现肿胀，并有恶寒发热和全身不适。检查初起可见局限性红肿，周围浸润质硬，局部呈丘状突起，疖肿成熟后顶部可有黄白色脓点。

2. 辅助检查　感染较重者，血常规可出现白细胞总数增多，中性粒细胞比例升高。

【鉴别诊断】

本病需与鼻部丹毒相鉴别。鼻部丹毒患者一般无鼻内症状，鼻部特征性表现为皮肤红肿斑片，发展较快，与邻近正常皮肤的界限十分清晰。当外鼻面颊部受挤时，呈典型的蝴蝶状。

【治疗】

1. 中医治疗

（1）辨证论治

1）邪毒外袭证：初起外鼻部局限性潮红，继而逐渐隆起，周围发硬，灼热疼痛，数日后，疮顶或现黄白脓点，顶高根软。全身症状不明显，或伴头痛、发热、全身不适等症。舌质红，苔白或黄，脉数。

治法：清热解毒，消肿止痛。

方药：五味消毒饮加减。

疼痛甚者，加当归尾、赤芍、牡丹皮以止痛；脓成不溃者，加皂角刺、天花粉、穿山甲以助消肿溃脓；恶寒发热者，加连翘、葛根、防风以疏风解表；火热盛者，也可合用黄连解毒汤加减。

2）火毒炽盛证：疮头紫黯，顶陷无脓，根脚散漫，鼻肿如瓶，目胞合缝，局部红肿灼痛，头痛如劈。可伴有高热，烦躁，呕吐，神昏谵语，痉厥，口渴，便秘等症。舌质红绛，苔厚黄燥，脉洪数。

治法：泻热解毒，清营凉血。

方药：黄连解毒汤合犀角地黄汤加减。

神昏谵语者，加安宫牛黄丸、至宝丹或紫金丹；病程日久，气阴耗伤，脉象虚弱者，宜用生脉散。

（2）其他疗法

1）外敷：初起或成脓未溃，局部用紫金锭、四黄散等调敷患处。

2）排脓：脓成顶软者，可用尖刀片挑破脓头，小镊子钳出脓头或用吸引器吸出脓栓。

2. 西医治疗

（1）使用足量抗生素以控制感染。

（2）疖肿初起或成脓未溃，局部可涂抹 10％鱼石脂软膏。疖肿成熟后，可在无菌操作下，挑破脓头，取出脓栓。

【预后与转归】

（1）本病若及时恰当治疗，多可痊愈。

（2）若治疗不当，可致疔疮走黄之重证，甚至危及生命。

【预防与调护】

（1）戒除挖鼻及拔鼻毛等不良习惯。

（2）保持鼻部清洁，积极治疗各种鼻病，以防染毒。

（3）忌食辛辣炙煿、肥甘厚腻之品。

（4）禁忌早期切开引流及挤压、挑刺、灸法，以免脓毒扩散，引起疔疮走黄。

鼻前庭炎

【定义】

鼻前庭炎是发生于鼻前庭皮肤的弥漫性炎症,以鼻前庭皮肤弥漫性红肿疼痛,或干痒、结痂、鼻毛脱落为主要表现。临床上分为急性和慢性两种。本病常反复发作,经久难愈。

本病属于中医学"鼻疳"范畴。

【诊断要点】

1. 临床表现　急性者见鼻前庭发痒、灼热、剧痛、擤鼻或挖鼻时加重。慢性者见鼻前庭有痒、干燥及异物感。检查可见急性者见鼻前庭内及其与上唇交界处皮肤弥漫性红肿、皲裂,有脓痂黏附。慢性者见鼻前庭鼻毛脱落稀少,局部皮肤增厚,甚至结痂或皲裂,揭除痂皮后可见渗血。

2. 辅助检查　急性发作较重的患者可有白细胞总数增多、中性粒细胞比例升高等。

【鉴别诊断】

本病需与鼻前庭湿疹相鉴别。鼻前庭湿疹多是全身湿疹的局部表现,鼻部瘙痒较为剧烈,皮损为多形性,对称性分布,多发于小儿,病因与过敏有关。

【治疗】

1. 中医治疗

(1) 辨证论治

1) 肺经有热证:鼻前庭及其周围皮肤灼热,微痒微痛,皮肤出现粟粒状突起,继而浅表糜烂流黄水,周围皮肤潮红或皲裂,可有鼻毛脱落。全身症状一般不明显,较重者可见发热、头痛、咳嗽、便秘。舌质红,苔黄,脉数。

治法:疏风散邪,清热泻肺。

方药:黄芩汤加减。

大便秘结者,加瓜蒌皮、冬瓜仁、生大黄;热毒壅盛,焮热痛甚者,加黄连、牡丹皮;红肿甚者,加蒲公英、板蓝根。

2) 脾胃湿热证:鼻前庭及周围皮肤糜烂,潮红,常有脂水或结黄浊厚痂,瘙痒,甚者可侵及鼻翼及口唇。病情经久不愈或反复发作,可兼有腹胀,便溏等。舌苔黄腻,脉滑数。

治法:清热燥湿,解毒和中。

方药:萆薢渗湿汤加减。

湿热盛者,加黄连、苦参、土茯苓;痒甚者,加荆芥、防风、白鲜皮、地肤子;腹胀便溏者,合用参苓白术散。

3) 阴虚血燥证:鼻前庭及周围皮肤瘙痒,灼热疼痛,鼻前庭皮肤粗糙、增厚或皲裂,可有少许脓痂或鳞屑样痂皮,可有鼻毛脱落。或伴咽干,面萎黄,大便干。舌质红,苔少,脉细数。

治法:滋阴润燥,养血息风。

方药:四物消风饮加减。

鼻部肌肤干燥、皲裂甚者,加玄参、麦冬、何首乌等;痒甚者,加蝉衣、白鲜皮、防风;肌肤色红、干燥、疼痛者,加金银花、野菊花。

(2) 其他疗法

1) 外洗:① 内服中药渣再煎;② 苦楝树叶、桉树叶各 30 g;③ 苦参、苍术、白鲜皮各 15 g;④ 菊花、蒲公英各 60 g。可选用以上方药煎水局部外洗。

2) 外敷:① 红肿、糜烂、渗液者,可用青蛤散涂敷;② 糜烂不愈、脂水多者,可用五倍子适量,烧灰研细末,敷于患处;③ 皲裂、干燥、脱屑者,可用黄连膏外涂;④ 灼热疼痛者,可取辰砂定痛散用麻油调敷。

此外,可使用针灸疗法或配合红外线、氦-氖激光照射。

2. 西医治疗

（1）急性期症状较重者可适当使用抗生素。

（2）急性鼻前庭炎可用温生理盐水或硼酸液行局部湿敷，或外涂抗生素软膏。慢性鼻前庭炎，局部可涂莫匹罗星；渗出较多者，可用5％氧化锌软膏涂擦；结痂多者，先用3％过氧化氢溶液消除痂皮和脓液，再涂药膏。

【预后与转归】

本病如及时恰当治疗，预后良好。

【预防与调护】

（1）积极治疗鼻病，避免涕液浸渍鼻窍肌肤。

（2）戒除挖鼻、拔鼻毛等不良习惯，避免因鼻痒而擦鼻，忌用热水或肥皂水洗涤鼻部。

（3）忌食辛辣炙煿之品，忌食鱼、虾、蟹等发物。

（4）患儿应多注意饮食调养，并防治各种寄生虫病，以防疳热上攻。

急 性 鼻 炎

【定义】

急性鼻炎(acute rhinitis)是指由病毒感染引起的鼻腔黏膜急性炎症性疾病。

本病属于中医学"伤风鼻塞"范畴。

【诊断要点】

1. 临床表现 初起鼻痒、灼热感,或喷嚏、流水样涕、鼻塞;随着病情发展,鼻塞渐重,清涕渐变成黏黄涕,嗅觉减退,语声重浊。全身或有周身不适,发热,恶风,头痛,咳嗽等。小儿全身症状较重,可有高热、惊厥,常出现消化道症状,如呕吐、腹泻等。检查见鼻黏膜充血肿胀,鼻腔内有较多鼻涕,初期为水样,后渐转为黏性。

2. 辅助检查 继发细菌感染者血象白细胞总数或中性粒细胞可升高。

根据发病前受凉疲劳史,以鼻塞、流涕、喷嚏为主要症状及周身外感不适症状即可诊断。

【鉴别诊断】

1. 流行性感冒 全身症状一般较重,如高热、寒战、头痛、全身关节及肌肉酸痛等。上呼吸道症状可不甚明显。

2. 变应性鼻炎 无发热等全身症状。以鼻痒、喷嚏、流清涕、鼻塞为主要症状,鼻涕是水样清涕,鼻黏膜苍白、水肿。急性鼻炎初起是清涕,以后转黏稠涕。皮肤点刺试验或特异性 IgE 抗体测定有助于鉴别。

3. 急性鼻-鼻窦炎 急性鼻-鼻窦炎病程延长,恢复期内症状不减轻,反而加重,头痛明显,大量脓涕,中鼻道或嗅裂可见脓性分泌物,局部压痛;血中白细胞增多,中性粒细胞比率增加,CT 检查可见窦腔内密度增高,黏膜增厚,甚至可见液平面。

4. 急性传染病 如麻疹、猩红热、百日咳等早期可出现类似急性鼻炎的症状,通过详细体格检查和对病程的严密观察可鉴别。

【治疗】

1. 中医治疗

(1) 辨证论治

1) 外感风寒证:鼻塞,鼻痒,喷嚏频作,流涕清稀,鼻黏膜淡红肿胀,鼻内积有清稀涕液。头痛,恶寒发热。舌淡红,苔薄白,脉浮紧。

治法:辛温解表,散寒通窍。

方药:通窍汤加减。亦可用荆防败毒散、葱豉汤加减。

2) 风热犯鼻证:鼻塞,鼻流黏稠黄涕,鼻痒气热,喷嚏时作,鼻黏膜色红肿胀,鼻内有黄涕。发热,头痛,微恶风,口渴,咽痛,咳嗽痰黄。舌质红,苔薄黄,脉浮数。

治法:疏风清热,宣肺通窍。

方药:银翘散加减。亦可选用桑菊饮加减。

(2) 外治法

1) 滴鼻:可用芳香通窍类的中药滴鼻剂滴鼻,改善通气。

2) 蒸汽或雾化吸入:可用内服中药或薄荷、辛夷煎煮蒸汽熏鼻,亦可用疏风解表、芳香通窍的中药煎煮过滤后行超声雾化吸入。

(3) 针灸疗法:鼻塞者,取迎香、印堂穴;头痛、发热者,取太阳、风池、合谷、曲池穴。针刺,强刺激,留针 10～15 分钟。或做穴位按摩,每日 1 次。

2. 西医治疗 本病以支持和对症治疗为主,并注意预防并发症。

(1) 全身治疗

1) 发汗:口服解热镇痛药。

2) 有继发细菌感染者或可疑并发症时可使用抗生素。

3) 其他治疗：大量饮水，饮食清淡，保持大便通畅，注意休息。

（2）局部治疗：鼻塞甚者应用减充血剂滴鼻，如麻黄素滴鼻液，此类药物连续应用不应超过 7 日。此外要注意正确擤鼻方法：紧压一侧鼻翼，轻轻擤出对侧鼻腔的分泌物；或将鼻涕吸入咽部后吐出。

【预后与转归】

若得及时和恰当的治疗，可在短期痊愈。但若失治，可转变为慢性鼻炎和鼻窦炎。

【预防与调护】

（1）平素应锻炼身体，增强体质，起居有常，避风寒，适寒暑。

（2）充分休息，饮食清淡。

（3）涕多时应正确擤鼻，预防并发症发生。

中西医结合耳鼻咽喉科临床手册

慢 性 鼻 炎

【定义】

慢性鼻炎（chronic rhinitis）是指鼻腔黏膜和黏膜下层的慢性炎症性疾病，包括慢性单纯性鼻炎和慢性肥厚性鼻炎，临床表现以鼻塞、鼻腔黏膜肿胀、分泌物增多、无明确致病微生物感染、病程持续数月以上或反复发作为特征。

本病属于中医学"鼻窒"范畴。

【诊断要点】

1. 临床表现

（1）慢性单纯性鼻炎：以间歇性、交替性鼻塞为特点，白天、夏季、劳动或运动时减轻，夜间、静坐、寒冷时加重；时有黏液涕，可伴有头痛、头昏、咽干等症状；检查见鼻腔黏膜充血，下鼻甲肿胀，表面光滑，柔软，富于弹性，探针轻压之凹陷，探针移开后立即复原，对减充血剂敏感，可在鼻腔底、下鼻道或总鼻道见到分泌物。

（2）慢性肥厚性鼻炎：以单侧或双侧持续性鼻塞为主要症状，无交替性。鼻涕不多，黏液性或黏脓性，不易擤出。常有闭塞性鼻音、耳鸣和耳闭塞感，以及有头痛、头昏、咽干等症状。少数患者可能有嗅觉减退。检查见下鼻甲黏膜肥厚，鼻甲肥大，黏膜表面不平，呈结节状或桑葚状肥厚或息肉样变，尤以下鼻甲前端和后端游离缘为甚。探针轻压之为实质感、无凹陷，或虽有凹陷，但不立即复原，对减充血剂不敏感，鼻腔底和下鼻道可见分泌物。

2. 辅助检查　CT检查示双下鼻甲黏膜肥厚。

根据鼻塞特点及下鼻甲对减充血剂收缩是否敏感可分别诊断

为慢性单纯性鼻炎及慢性肥厚性鼻炎。

【鉴别诊断】

1. 鼻中隔偏曲　以鼻塞、头痛、鼻出血等为主要症状，检查可见鼻中隔偏曲。

2. 慢性鼻-鼻窦炎　以反复流脓涕为特征，可伴鼻塞、嗅觉障碍、头痛等症状，查体可见中鼻道、嗅裂有脓性分泌物引流。CT检查可见窦腔内密度增高，黏膜增厚，甚至可见液气面。

【治疗】

1. 中医治疗

（1）辨证论治

1）肺经蕴热证：鼻塞时轻时重，或交替性鼻塞，鼻涕色黄量少，鼻气灼热，鼻黏膜充血，下鼻甲肿胀，表面光滑、柔软有弹性。常有口干，咳嗽痰黄。舌尖红，苔薄黄，脉数。

治法：清热散邪，宣肺通窍。

方药：黄芩汤加减。

2）肺脾气虚证：鼻塞时轻时重，或呈交替性，涕白而黏，遇寒冷时症状加重，鼻黏膜淡红肿胀。可伴有倦怠乏力，少气懒言，恶风自汗，咳嗽痰稀，头重头昏，易患感冒，食欲不振便溏。舌淡苔白，脉浮无力或缓弱。

治法：补益肺脾，散邪通窍。

方药：肺气虚为主者，可选用温肺止流丹加减。

若脾气虚为主，可用补中益气汤加减以健脾益气，升阳通窍；易患感冒或遇风冷则鼻塞加重者，可合用玉屏风散。

3）血瘀鼻窍证：鼻塞较甚，持续不减，鼻涕黏黄或黏白，鼻黏膜黯红肥厚，下鼻甲肥大质硬，表面凹凸不平，呈桑葚状；语声重浊或有头胀头痛，耳闭重听，嗅觉减退。舌质黯红或有瘀点，脉弦或弦涩。

治法：行气活血，化瘀通窍。

方药：通窍活血汤加减。

中西医结合耳鼻咽喉科临床手册

鼻塞甚、嗅觉迟钝者可选加路路通、辛夷花、白芷、石菖蒲、丝瓜络；头胀痛、耳闭重听者，加藿香、柴胡、蔓荆子、菊花。

（2）外治法

1）滴鼻：可用芳香通窍的中药滴鼻剂滴鼻。

2）超声雾化吸入：可用中药煎煮液（如苍耳子散）做超声雾化经鼻吸入。

3）下鼻甲注射：鼻甲肥大者，可选用当归、川芎、红花、复方丹参等注射液做下鼻甲注射，每次每侧注射1～2 mL，5～7 日 1 次，5 次为1个疗程。

此外，古医籍记载尚有吹鼻法，如用苍耳子散等吹鼻内，或用药棉裹药塞鼻内。

（3）针灸疗法

1）体针：① 主穴取迎香、鼻通、印堂；② 配穴取百会、风池、太阳、合谷、足三里。每次取主穴加配穴 2～3 个，针刺，辨证施用补泻手法。

2）耳针：取鼻、内鼻、肺、脾、内分泌、皮质下等穴，用耳针针刺或用王不留行贴压耳穴。

3）艾灸：对于肺脾气虚者，取迎香、水沟、印堂、百会、肺俞、脾俞、足三里等穴，温灸。

（4）其他治疗：可配合超短波物理治疗、激光、冷冻、微波或射频等治疗。

2. 西医治疗

（1）病因治疗：针对致病因素，及时治疗全身性慢性疾病、鼻窦炎、邻近感染病灶和鼻中隔偏曲等。改善生活和工作环境，锻炼身体，提高机体抵抗力，预防感冒。

（2）局部治疗

1）鼻内用减充血剂：可选择麻黄素滴鼻液或盐酸羟甲唑啉喷雾剂，连续使用不宜超过 7 日。

2）鼻内用糖皮质激素：具有良好的抗炎作用，并最终产生减轻充血效果。

3）洗鼻治疗：鼻内分泌物较多或较稠者,可用生理盐水清洗鼻腔。

4）封闭疗法：1%利多卡因做鼻堤或双下鼻甲前端黏膜下注射,每次每侧注射1～1.5 mL,隔日1次,5次为1个疗程。

5）硬化剂治疗：对于慢性肥厚性鼻炎可用50%葡萄糖生理盐水等硬化剂做下鼻甲注射。

6）手术治疗：慢性肥厚性鼻炎可行下鼻甲黏-骨膜下切除术或等离子射频消融术。

【预后与转归】

若给予及时和恰当的治疗,可获痊愈。但若失治,部分患者可并发鼻渊、喉痹、耳胀耳闭等病。

【预防与调护】

（1）锻炼身体,增强体质,减少感冒的发生,积极防治伤风鼻塞。

（2）保持鼻腔清洁湿润,避免粉尘吸入。

（3）避免长期使用血管收缩剂滴鼻。涕多时应正确擤鼻,预防并发症发生。

中西医结合耳鼻咽喉科临床手册

鼻中隔偏曲

【定义】

鼻中隔偏曲（deviation of nasal septum）指鼻中隔偏向一侧或两侧或局部有凸起，并引起鼻塞、鼻出血、头痛等临床症状。鼻中隔偏曲的临床类型多见呈"C"形、"S"形，或呈尖锥样凸起（称棘突或矩状突），或呈由前向后的屋脊状凸起（称嵴突或骨嵴），还有呈多种形式混合存在的复杂偏曲。

本病属于中医学"鼻窒"范畴。古籍有"鼻隔不正"之称。

【诊断要点】

1. 临床表现

（1）症状：其多少、轻重与鼻中隔偏曲的类型、部位、程度有关。

1）鼻塞：为最常见症状，多呈持续性。"C"形偏曲或棘突、嵴突者多引起凸侧鼻塞，但日久对侧下鼻甲代偿性肥大，也可出现双侧鼻塞。"S"形偏曲多为双侧鼻塞。

2）鼻出血：常发生在偏曲之凸面、棘突或嵴突的顶尖部。此处黏膜薄，受气流和尘埃刺激，易发生黏膜干燥、结痂、糜烂而出血。

3）头痛：偏曲之凸出部位挤压同侧鼻腔外侧壁时，可引起同侧头部或鼻内部疼痛，主要因偏曲部位压迫鼻黏膜的三叉神经末梢而引起的反射性头痛。

4）邻近器官受累症状：高位鼻中隔偏曲妨碍鼻窦引流，可诱发化脓性鼻窦炎或真菌感染；如影响咽鼓管的开放和引流功能，则可引起耳胀闷、耳鸣、重听等耳部症状；长期鼻塞、张口呼吸，易发生上呼吸道感染，并可在睡眠时出现鼾声。

（2）鼻腔检查见鼻中隔存在不同程度的各种类型的偏曲。须注意的是，除了观察偏曲的方向和形态外，还要观察其与中下鼻甲的距离，是否存在压迫，以估计影响呼吸和上中鼻道引流的程度，从而决定鼻中隔偏曲程度。鼻中隔偏曲程度可分为轻度、中度、重度。

2. 辅助检查　CT检查有助于了解鼻中隔偏曲的部位和有无鼻窦炎的发生。但由于层距的关系，鼻中隔偏曲的程度判断还需结合临床所见。鼻内镜和纤维鼻咽镜检查可弥补前鼻镜检查观察欠佳的不足。

根据患病时间的长短，有无鼻部外伤史、症状、体征及鼻内镜等检查所见，不难做出诊断。鼻中隔完全正中垂直者很少见，当有偏曲，又有明确的症状出现时，才做出本病的诊断，故诊断的关键在于准确判断鼻中隔偏曲与临床症状的相关性。

【治疗】

1. 中医治疗

（1）单侧或双侧持续性鼻塞，鼻涕黏白或黏黄，量不多；可有鼻出血，头胀头痛或鼻内酸痛，甚则嗅觉减退，耳胀重听。舌质黯红或有瘀点，脉弦或涩。

治法：行气通络，活血通窍。

方药：通窍活血汤加减。

鼻出血者，可加仙鹤草、白茅根、生地黄；头胀痛或耳胀闷、重听者，可加柴胡、蔓荆子、藿香、菊花；鼻黏膜充血肿胀明显者，加苍耳子、辛夷花、薄荷、蒲公英。

（2）其他疗法：以滴鼻为主，可选用芳香通窍的中药滴鼻剂滴鼻，如滴鼻灵；若鼻干，鼻腔渗血可选用复方薄荷油滴鼻液或水蛭蜜滴鼻。

2. 西医治疗　以手术治疗为主，使鼻中隔恢复大致正常的居中位置。方法有鼻中隔黏膜下矫正术及鼻中隔黏膜下切除术。

萎缩性鼻炎

【定义】

萎缩性鼻炎(atrophic rhinitis)是一种以鼻腔黏膜萎缩性或退行性病变为病理特征的慢性炎症性疾病,其临床特点是鼻腔黏膜、鼻甲萎缩,鼻腔宽大,鼻腔内积结黄绿色分泌物和痂皮、恶臭、嗅觉减退。黏膜萎缩性改变可发展延伸到鼻咽、口咽、喉咽等处。如鼻内奇臭者,则称为"臭鼻症(ozena)",多发于青壮年。

本病属于中医学"鼻槁"范畴。

【诊断要点】

1. 临床表现

(1) 鼻、咽干燥感:由于腺体萎缩、分泌物减少及长期张口呼吸,患者感到鼻腔、鼻咽及口咽干燥不适。

(2) 鼻塞:脓痂阻塞鼻腔所致,或因鼻黏膜感觉神经萎缩,感觉迟钝,虽有空气通过,但不易察觉而误觉鼻塞。

(3) 鼻出血:鼻腔黏膜萎缩变薄、干燥,或因挖鼻和用力擤出干痂时,而致毛细血管破裂出血。

(4) 嗅觉障碍:由于嗅区黏膜萎缩所致。

(5) 头痛、头昏:鼻黏膜萎缩,调温保湿功能减退或丧失,吸入冷空气刺激或脓痂压迫引起。

(6) 恶臭:脓痂中的蛋白质腐败分解所致。

(7) 自幼发病者,可影响外鼻发育而呈鞍鼻,鼻梁宽而平。鼻内镜检查见鼻腔黏膜干燥,鼻甲缩小,尤以下鼻甲为甚,鼻腔宽大,可有大量灰绿色脓痂充塞其内,可闻及特殊恶臭。除去脓痂后,可见黏膜萎缩、干燥,甚则糜烂而易出血。若病变发展至鼻咽、口咽、喉咽部,亦可有同样的表现。

2. 辅助检查

(1) 鼻腔分泌物培养:可见恶臭克雷伯杆菌。

(2) CT 检查:可见鼻甲缩小,鼻腔增宽,鼻窦可发育不良。

根据鼻腔黏膜、鼻甲萎缩,鼻腔宽大,鼻腔内积结黄绿色分泌物和痂皮、恶臭、嗅觉减退等典型症状和体征,不难诊断。

【鉴别诊断】

本病需与鼻部特殊性传染病,如结核、梅毒、鼻麻风、鼻硬结、鼻白喉等相鉴别。

【治疗】

1. 中医治疗

(1) 辨证论治

1) 燥邪犯肺证:鼻内干燥,灼热疼痛,涕痂带血,鼻黏膜萎缩干燥,或有痂块;咽痒干咳。舌尖红,苔薄黄少津,脉细数。

治法:清燥润肺,宣肺散邪。

方药:清燥救肺汤加减。

鼻衄者,加白茅根、茜草根。

2) 肺肾阴虚证:鼻干较甚,鼻衄,嗅觉减退,鼻黏膜色红干燥,鼻甲萎缩,或有脓涕痂皮积留,鼻气恶臭。咽干,干咳少痰,或痰带血丝,腰膝酸软,手足心热。舌红少苔,脉细数。

治法:滋养肺肾,生津润燥。

方药:百合固金汤加减。

鼻衄者,加白茅根、旱莲草、藕节;腰膝酸软者,加牛膝、杜仲。

3) 脾气虚弱证:鼻内干燥,鼻涕黄绿腥臭,头痛头昏,嗅觉减退,鼻黏膜色淡,干萎较甚,鼻腔宽大,涕痂积留。常伴有食欲不振,腹胀,倦怠乏力,面色萎黄。舌淡,脉缓弱。

治法:健脾益气,祛湿化浊。

方药:补中益气汤加减。

鼻涕黄绿腥臭、痂皮多者,加薏苡仁、土茯苓、鱼腥草;食欲不振腹胀者,加鸡内金、砂仁、麦芽。

(2) 外治法

1) 鼻腔冲洗:用生理盐水或中药煎水冲洗鼻腔,以清除鼻内痂块,减少鼻腔臭气,每日 1～2 次。

2) 滴鼻:宜用滋养润燥药物滴鼻,如用蜜蜂、芝麻油加冰片少许滴鼻,每日 2～3 次。

3) 蒸汽及超声雾化吸入:可用内服中药再煎水,或用鱼腥草注射液,做蒸汽或超声雾化吸入,每日 1～2 次。

4) 下鼻甲注射:可选用当归注射液,或用丹参注射液做下鼻甲注射,每侧 0.5～1 mL,3～5 日注射 1 次。

(3) 针灸疗法

1) 体针:取迎香、禾髎、足三里、三阴交、肺俞、脾俞等穴,中弱刺激,留针 20～30 分钟,10 次为 1 个疗程。

2) 耳针:取内鼻、肺、脾、肾、内分泌等穴,耳针针刺或用王不留行贴压耳穴。

3) 艾灸:取百会、足三里、迎香、肺俞等穴,悬灸,每日或隔日 1 次。

4) 迎香穴位埋线。

2. 西医治疗　目前尚无特效疗法,主要采用局部治疗和全身治疗。

(1) 局部治疗

1) 鼻腔冲洗:目的在于清洁鼻腔,除去痂皮及臭味。可用温热生理盐水,每日 1～2 次。

2) 鼻内用药:① 润滑性滴鼻剂,如 1% 复方薄荷樟脑液体石蜡、鱼肝油等,目的是润滑黏膜,促进黏膜血液循环和软化脓痂便于擤出;② 1% 新斯的明涂抹黏膜,以促进黏膜血管扩张;③ 己烯雌酚油剂滴鼻,以减少痂皮,减轻臭味;④ 1% 链霉素滴鼻,以抑制细菌生长,减少炎性糜烂和利于上皮生长;⑤ 50% 葡萄糖生理盐水滴鼻,可能具有刺激黏膜腺体分泌作用。

3) 手术治疗:目的主要是缩小鼻腔,以减少鼻腔通气量、降低鼻黏膜水分蒸发、减轻黏膜干燥及脓痂形成。方法主要有鼻腔外侧壁内移加固定术、前鼻孔闭合术、鼻腔黏-骨膜下埋藏术。

(2) 全身治疗:补充维生素 A、维生素 B、维生素 C、维生素 D、维生素 E,以保护黏膜上皮、增加结缔组织抗感染能力、促进组织细胞代谢、扩张血管和改善鼻腔黏膜血液循环;加强营养,改善生活和工作环境,注意个人卫生。此外,补充铁、锌等制剂可能对本病有一定的治疗作用。

【预后与转归】

本病经过治疗可减轻症状,但一般病程长,缠绵难愈。部分患者可并发喉痹、耳鸣及听力减退。

【预防与调护】

(1) 锻炼身体,增强体质,积极防治各种鼻病及全身慢性疾病。

(2) 注意劳动保护,改善生活与工作环境,在高温、粉尘多的环境,要采取降温、除尘通风、空气湿润等措施。

(3) 保持鼻腔清洁湿润,及时清除鼻内涕痂。

(4) 禁用血管收缩剂滴鼻。

(5) 加强营养,忌辛辣炙煿燥热之物,戒烟酒。

变应性鼻炎

【定义】

变应性鼻炎(allergic rhinitis,AR)是发生在鼻黏膜的变态反应性疾病,以鼻痒、喷嚏、流清涕、鼻塞为主要特征,可伴发哮喘、结膜炎等。

本病属于中医学"鼻鼽"范畴。

【诊断要点】

1. 临床表现　以阵发性鼻痒、喷嚏、流大量水样清涕和鼻塞为特征。部分患者可出现嗅觉减退,花粉症患者可出现眼睛发痒等。检查见鼻黏膜苍白、淡白、淡紫色或充血,双下鼻甲水肿,总鼻道及鼻腔底部可见清涕。

2. 辅助检查　怀疑变应性鼻炎患者应做皮肤点刺试验或特异性 IgE 测定。皮肤点刺试验是以适宜的浓度和微小的剂量的各种常见变应原浸液做皮肤点刺,根据相应部位出现风团和红晕的面积来判断是否对某种变应原过敏。体外特异性 IgE 检查是针对特异性致敏物,安全性高。

根据个人或家族过敏性疾病史、发作期间的典型症状鼻痒、喷嚏、流清涕及变应原特异性检查结果阳性,即可做出诊断。

【治疗】

1. 中医治疗

(1) 辨证论治

1)肺气虚寒证:突发性鼻痒、喷嚏、流清涕、鼻塞,鼻黏膜淡白,鼻道有水样分泌物。平素畏风怕冷,自汗,咳嗽痰稀,气短,面色苍白。舌质淡,苔薄白,脉虚弱。

治法:温肺益气,祛风散寒。

方药:小青龙汤加减。

也可用玉屏风散合苍耳子散,或温肺止流丹。鼻痒甚者,可加地龙;眼痒者,可加木贼;咽痒者,可加杏仁、蝉衣。

2)脾气虚弱证:鼻痒、喷嚏、鼻塞,鼻黏膜肿胀明显,色淡白。食少纳呆,四肢困倦,少气懒言,腹胀,大便溏。舌质淡,舌体胖,边有齿印,脉细弱。

治法:健脾益气,升阳通窍。

方药:补中益气汤加减。

可加苍耳子、辛夷花宣通鼻窍。脾虚湿重者,可用参苓白术散;小儿鼻衄多属肺脾气虚,用药不宜温燥,可用四君子汤和苍耳子散加减;鼻黏膜肿胀明显,鼻塞甚者,可加泽泻、茯苓等。

3)肾阳不足证:鼻痒,喷嚏频频,清涕如水样,鼻黏膜苍白水肿,鼻道内大量水样清涕。耳鸣、遗精,形寒肢冷,夜尿清长,神疲乏力。舌质淡,苔白,脉沉迟。

治法:温补肾阳,固肾纳气。

方药:肾气丸。

清涕如水样,长流不止者,可用真武汤。

4)肺经伏热证:突发性鼻痒、喷嚏、流清涕、鼻塞,鼻黏膜充血肿胀。咳嗽,咽痒,口干,烦热。舌质红,苔白或黄,脉数。

治法:清宣肺气,通利鼻窍。

方药:辛夷清肺饮。

(2)其他疗法

1)滴鼻法:以芳香通窍的中药滴鼻剂滴鼻。

2)吹鼻法:可用碧云散吹鼻。

(3)针灸疗法

1)体针:以迎香、风池、合谷、风府为主穴,以上星、肺俞、脾俞、肾俞等为配穴,每日1次,10日为1个疗程,行针用补法。

2）灸法：选足三里、涌泉、三阴交、百会、合谷等穴，悬灸或隔姜灸，10次为1个疗程。

3）耳针：选神门、内鼻、外鼻、风溪、肺、脾、肾等穴埋针，或以王不留行贴压以上穴位，隔3日1次，10次为1个疗程。

4）穴位注射：可选取迎香、合谷、风池等穴，药物可选胎盘组织液、当归注射液、丹参注射液等。3日1次，10次为1个疗程。

5）穴位敷贴：可用斑蝥或附子、甘遂、麻黄等研粉，取少许撒在胶布上，敷贴于内关、大椎等穴位上，每周1次，3次为1个疗程。

2. 西医治疗　避开变应原、药物治疗、特异性免疫疗法、宣教等。尽可能避开一切已知或可疑的变应原，但多种变应原无法避免，如尘螨、粉尘、室内霉菌、动物皮屑、职业因素等。

（1）药物治疗

1）抗组胺药：推荐使用第二代或新型H1R抗组胺药，对抑制喷嚏和流涕有显著作用。疗程一般不少于2周。适用于轻度间歇性和轻度持续性变应性鼻炎；与鼻内局部糖皮质激素联合应用治疗中-重度变应性鼻炎。

2）局部鼻用皮质类固醇：其药理作用包括抑制肥大细胞、嗜碱性细胞和黏膜的炎症反应，稳定鼻黏膜上皮和血管内皮屏障，降低刺激受体的敏感性等。局部副反应包括鼻出血和鼻黏膜干燥等。

3）减充血药：大多数为血管收缩药，长期使用会引起药物性鼻炎。

4）肥大细胞膜稳定剂：其作用是稳定肥大细胞膜，阻止其脱颗粒和释放化学介质的作用。

5）抗胆碱药：可以减少鼻分泌物，但对鼻痒和喷嚏无效。

6）白细胞三烯调节剂：对哮喘患者有改善肺功能、减轻症状等作用，故变应性鼻炎伴哮喘患者可选用。

（2）免疫治疗：主要用于常规药物治疗无效的成人和儿童（5岁以上）、由尘螨或花粉导致的变应性鼻炎。采用引起患者变态反应的变应原制成提取液,给患者进行脱敏治疗,使之不发生或减少发生或减少症状。疗程分为剂量累加阶段和剂量维持阶段,总疗程不少于 2 年。

(3) 舌下免疫疗法:应用变应原浸出物舌下含服减轻变态反应学症状,减少用药量,疗程至少 3 年。

【预后与转归】

经积极治疗,可控制症状,但容易反复发作。部分患者可并发哮喘、鼻窦炎、鼻息肉等病。

【预防与调护】

(1) 避开一切已知或可疑的变应原。

(2) 锻炼身体,增强体质,减少感冒的发生。

(3) 避免过食生冷食品和高蛋白食品。

中西医结合耳鼻咽喉科临床手册

急性鼻-鼻窦炎

【定义】

急性鼻-鼻窦炎（acute rhinosinusitis）是指一个或多个鼻窦黏膜的急性卡他性炎症或化脓性炎症，严重者可累及骨质，并可累及周围组织和邻近器官，引起严重并发症。本病多继发于急性鼻炎，是鼻科的常见病之一。

本病属于中医学"鼻渊"范畴。

【诊断要点】

1. 临床表现

（1）全身症状：因常继发于外感或急性鼻炎，故往往表现为原有症状加重，出现畏寒、发热、周身不适、食欲减退等。小儿还可发生呕吐、腹泻、咳嗽等消化道和呼吸道症状。

（2）局部症状

1）鼻塞：多为患侧持续性鼻塞。如双侧同时患病，则可为双侧持续性鼻塞。

2）多脓涕：鼻腔内大量脓性鼻涕，难以擤尽，脓涕中可带有少许血液。厌氧菌感染或大肠杆菌感染者脓涕恶臭（多为牙源性上颌窦炎）。脓涕可后流至咽喉部产生刺激，引起咽痒、异物感、恶心、咳嗽、咯痰等症状。

3）头痛或局部疼痛：疼痛的原因是脓性分泌物、细菌毒素和黏膜肿胀刺激压迫神经末梢所致。一般前组鼻窦炎引起的头痛多在额部和颌面部；后组鼻窦炎的头痛则多位于颅底和枕部。

4) 嗅觉改变:可出现嗅觉暂时性减退或丧失。

（3）体格检查可见与鼻窦相应部位的体表皮肤可有红肿,并伴有局部压痛及叩击痛,儿童患者尤为明显。鼻黏膜充血肿胀,尤其中鼻甲和中鼻道黏膜为甚。鼻腔内有大量黏脓性或脓性鼻涕,自中鼻道或嗅裂处流下。前组鼻窦炎之脓液积于中鼻道;后组鼻窦炎之脓液积于嗅裂。如黏膜肿胀明显,不能明确脓液来源,宜先用减充血剂收缩后再检查,若患者刚擤过鼻涕,可能脓涕会暂时消失,则宜加做体位引流后再行检查。

2. 辅助检查

（1）鼻内镜检查:应用鼻内镜或电子鼻咽镜行鼻腔检查,可以比较准确地判断脓液来源。

（2）影像学检查:X线片可显示窦腔黏膜增厚。若有脓液积蓄,则可见窦腔密度增高,发生在上颌窦者可见液平面。CT检查可更清晰准确地显示病变范围与程度,有条件时通常采用。

（3）细菌感染引起可见外周血白细胞总数升高,中性粒细胞比例增加。

主要根据急性发病史,有鼻塞、多脓涕、头痛(或局部疼痛)、嗅觉改变等局部症状,并可伴有发热等全身症状,鼻腔检查见中鼻道或嗅裂有积脓,结合鼻窦 X 线及 CT 检查不难诊断。

【鉴别诊断】

本病需与急性鼻炎相鉴别。急性鼻炎多有受凉病史,病程一般不超过 2 周,初起鼻痒、灼热感,或喷嚏、鼻塞、流水样鼻涕,随后转黏稠涕;本病常继发于急性鼻炎,以流黄涕量多、头痛为特征,鼻内镜检查可见中鼻道或嗅裂有脓性分泌物引流,局部压痛或叩击痛,CT 检查各鼻窦腔内可见异常。

【治疗】

1. 中医治疗　本病多属实热证,故其治则以清热解毒,消肿通窍为主,并依据所侵之脏腑辨证施治。

（1）辨证论治

1）肺经风热证：鼻塞，鼻涕量多而黏白或黄稠，嗅觉减退，头痛，鼻黏膜充血肿胀，尤以中鼻甲为甚，中鼻道或嗅沟可见黏性或脓性分泌物，头额、眉棱骨或颌面部叩痛或压痛。可兼有发热恶风，汗出或咳嗽，痰多。舌质红，舌苔薄白，脉浮数。

治法：疏风清热，宣肺通窍。

方药：银翘散加减。

鼻塞甚者，可酌加苍耳子、辛夷花、藿香等；鼻涕带血者，可酌加白茅根、仙鹤草、茜草等；头痛者，可酌加柴胡、藁本、菊花等。

2）胆腑郁热证：鼻涕脓浊，量多，色黄或黄绿，或有腥臭味，鼻塞，嗅觉减退，头痛剧烈，鼻黏膜充血肿胀，中鼻道、嗅裂或鼻底可见有黏性或脓性分泌物潴留，头额、眉棱骨或颌面部可有叩痛或压痛。可兼有烦躁易怒，口苦，咽干，耳鸣耳聋，寐少梦多，小便黄赤等全身症状。舌质红，舌苔黄或腻，脉弦数。

治法：清泻胆热，利湿通窍。

方药：龙胆泻肝汤加减。

鼻塞甚者，可酌加苍耳子、辛夷、薄荷等；头痛甚者，可酌加菊花、蔓荆子。

3）脾胃湿热证：鼻塞重而持续，鼻涕黄浊而量多，嗅觉减退，鼻黏膜红肿，尤以中鼻甲肿胀更甚，中鼻道、嗅沟或鼻底见有黏性或脓性分泌物，颌面、额头或眉棱骨压痛。头昏闷，或头重胀，倦怠乏力，胸脘痞闷，纳呆食少，小便黄赤。舌质红，苔黄腻，脉滑数。

治法：清热利湿，化浊通窍。

方药：甘露消毒丹加减。

鼻塞甚者，可酌加苍耳子、辛夷等；头痛者，可酌加白芷、川芎、菊花等；鼻涕带血者，可酌加仙鹤草、白茅根、鱼腥草、蒲公英等。

（2）其他疗法

1）滴鼻：用芳香通窍，清热解毒之中药滴鼻剂滴鼻，以疏通鼻窍，便于引流和通气。

2）熏鼻：选芳香通窍、行气活血、清热解毒之中药进行熏鼻。

3）喷鼻：选以上药液置于超声雾化器或蒸汽喷雾器上，喷鼻，每日2次，也可制成喷鼻制剂，喷鼻，每日3~5次。

（3）针推疗法

1）体针：以迎香、攒竹、上星、禾髎、印堂、阳白等为主穴，合谷、列缺、三阴交为配穴。每次选主穴和配穴各1~2穴，每日针刺1次，7~10日为1个疗程。

2）穴位按摩：选取迎香、合谷，自行以指按摩；每次5~10分钟，每日1~2次。或用两手大鱼际，沿两侧迎香穴按摩至发热，每日数次。

2. 西医治疗　以祛除病因、恢复鼻腔鼻窦引流和通气、控制感染和预防并发症为治疗原则。

（1）全身治疗

1）一般治疗：同上呼吸道感染和急性鼻炎，适当注意休息。

2）抗生素的使用：病情较轻，4~6周内未接受抗生素治疗可首选阿莫西林/克拉维酸、阿莫西林、头孢泊肟酯、头孢呋辛酯等；病情较轻，4~6周内接受过抗生素治疗或病情（不论有无用药史）加重治疗可选用加替沙星、左氧氟沙星、莫西沙星、阿莫西林/克拉维酸、头孢曲松等。

3）对特异性体质者（如变应性鼻炎，哮喘），必要时全身给以抗变态反应药物。

4）对邻近感染病变如牙源性上颌窦炎或全身慢性疾病应针对性治疗。

（1）局部用药：鼻内用减充血剂和糖皮质激素。

（2）体位引流：目的是促进鼻窦内分泌物的引流。

（3）物理治疗：局部热敷、超短波热透或红外线照射等，可促进炎症消退和改善症状。

（4）鼻腔冲洗：用注射器或专用鼻腔冲洗器。冲洗液可选生理盐水，生理盐水＋庆大霉素＋地塞米松或生理盐水＋甲硝唑＋

中西医结合耳鼻咽喉科临床手册

地塞米松,每日 1～2 次,有助于清除鼻腔内分泌物。

【预后与转归】

及时而恰当治疗,多可痊愈。转化为慢性鼻窦炎则反复发作,缠绵难愈。若脓涕向后渗流至咽部日久,又易引起咽炎或扁桃体炎;若擤鼻方法不当,可诱发中耳炎。

【预防与调护】

(1) 锻炼身体,增强体质,预防并积极治疗伤风鼻塞及喉痹、乳蛾、齿病,以防邪毒蔓延,相互影响。

(2) 既要保持鼻腔及鼻窦引流通畅,又不宜用力擤鼻,以免邪毒入耳。

(3) 少食辛辣厚味,戒烟限酒,以防热毒或湿热内生。

慢性鼻-鼻窦炎

中西医结合耳鼻咽喉科临床手册

【定义】

慢性鼻-鼻窦炎（chronic rhinosinusitis）是一类累及鼻、鼻窦的,包括多种临床类型的感染性及炎症性疾病,鼻部症状持续超过12周,症状未完全缓解甚至加重。

本病属于中医学"鼻渊"范畴。

【诊断要点】

1. 临床表现

（1）全身症状：轻重不等,部分患者则无。较常见的为头昏、倦怠、精神不振、纳呆、失眠、记忆力减退、注意力不集中等,尤以少年明显。

（2）局部症状

1）多脓涕：本病的特征性症状,呈多量黏脓性或脓性。前组鼻窦炎的脓涕易从前鼻孔流出,部分可流向后鼻孔;后组鼻窦炎的脓涕多经后鼻孔流入咽部。牙源性上颌窦炎的鼻涕常有腐臭味。

2）鼻塞：多呈持续性,患侧为重。鼻塞的程度随病变的轻重而不同,伴鼻甲肥大、鼻息肉者,鼻塞较甚。

3）头痛：不一定有,即使有头痛,也不似急性鼻窦炎那样明显和严重。一般表现为钝痛和闷胀痛,或仅为头部沉重感。

4）嗅觉改变：因鼻黏膜肿胀、肥厚或嗅器变性所致,多属暂时性,少数为永久性。

（3）鼻腔检查可见鼻黏膜慢性充血、肿胀或肥厚,中鼻甲肥大或息肉样变,钩突水肿、中鼻道变窄、黏膜水肿或有息肉。前组鼻窦炎者中鼻道有脓液,仔细观察还可发现脓液在中鼻道后下段,多为上颌窦炎,脓液在中鼻道前段多为额窦炎。后组鼻窦炎者嗅裂有脓液,或下流积蓄于鼻腔后段或流入鼻咽部。怀疑鼻窦炎但检查未见鼻道有脓液者,可用减充血剂收缩鼻黏膜或加做体位引流后,再行检查,有助于诊断。牙源性上颌窦炎患者,可在同侧上列第二双尖牙或第一、二磨牙发现病变。后组鼻窦炎者可在咽后壁见有脓液或脓痂附着。

(4) 临床类型:临床上分为慢性鼻-鼻窦炎(不伴鼻息肉)和慢性鼻-鼻窦炎(伴有鼻息肉)两类。

2. 辅助检查

(1) 鼻内镜检查:可清楚窥视到鼻腔各部,有利于判断病变部位、范围与程度,特别是可弥补前鼻镜的不足。

(2) 影像学检查:鼻窦 CT 检查,可显示窦腔大小、形态,窦内黏膜增厚程度,窦腔密度增高,液平面或息肉阴影等。尤其是冠状位 CT 检查,可准确判断各鼻窦病变范围,鉴别鼻窦占位性或破坏性病变。

既往有急性鼻-鼻窦炎发作史;病程较长,一般超过 3 个月;鼻塞,多脓涕,鼻源性头痛为本病之重要症状,症状时轻时重;全身症状多不明显;鼻腔检查见中鼻道或嗅裂积脓,并多伴有比较明显的鼻腔黏膜病变;鼻窦影像学检查有阳性改变。

【鉴别诊断】

本病需与慢性鼻炎相鉴别。慢性鼻炎以鼻塞为主要症状,鼻涕以黏液性为主,下鼻甲肿大或肥厚,中鼻道或嗅裂无脓性分泌物引流,无鼻息肉,CT 检查鼻窦无异常。

【治疗】

1. 中医治疗

(1) 辨证论治

1) 肺气虚寒证:鼻塞或轻或重,鼻涕黏白,遇风冷则鼻塞加重,鼻涕增多,喷嚏时作,嗅觉减退,头昏,头胀,鼻黏膜淡红肿胀,中鼻甲肥大或息肉样变,中鼻道见有黏性分泌物。气短乏力,语声低微,面色苍白,自汗畏风寒,咳嗽痰多。舌质淡,苔薄白,脉缓弱。

治法:温补肺脏,散寒通窍。

方药:温肺止流丹加减。

可加辛夷花、苍耳子、白芷以芳香通窍。头额冷痛者,可酌加藁本、羌活、白芷、川芎等;畏寒肢冷,遇寒加重者,可酌加防风、桂枝等;鼻涕多者,可酌加藿香、半夏、冬瓜仁、薏苡仁等;喷嚏、流清涕者,可酌加麻黄、桂枝、黄芪、白术、防风等。

2) 脾气虚弱证:鼻塞较重,鼻涕白黏或黄稠,量多,嗅觉减退,鼻黏膜淡红,中鼻甲肥大或息肉样变,中鼻道、嗅沟或鼻底见有黏性或脓性分泌物潴留。面色萎黄,食少纳呆,腹胀便溏,肢困乏力,头昏重,或头闷胀。舌淡胖,苔薄白,脉细弱。

治法:健脾利湿,益气通窍。

方药:参苓白术散加减。

鼻涕脓稠量多者,可酌加陈皮、半夏、枳壳、瓜蒌等;鼻塞甚者,可酌加苍耳子、辛夷花等;涕中带血者,可酌加白茅根、仙鹤草等。

3) 脾胃湿热证:鼻塞重而持续,鼻涕黄浊而量多,嗅觉减退,头昏闷,或头重胀,鼻黏膜红肿,尤以肿胀更甚,中鼻道、嗅沟或鼻底见有黏性或脓性分泌物,颌面、额头或眉棱骨压痛。倦怠乏力,胸脘痞闷,纳呆食少,小便黄赤。舌质红,苔黄腻,脉滑数。

治法:清热利湿,化浊通窍。

方药:甘露消毒丹加减。

鼻塞甚者,可酌加苍耳子、辛夷花等;头痛者,可酌加白芷、川芎、菊花等;鼻涕带血者,可酌加仙鹤草、白茅根、鱼腥草、蒲公英等。

(2) 其他疗法

1) 滴鼻:用芳香通窍之中药滴鼻剂滴鼻,以疏通鼻窍,利于引流。

2) 熏鼻:选芳香通窍之中药,如苍耳子散合温肺止流丹加减,煎液熏鼻及蘸药液热敷。具体参照"急性鼻-鼻窦炎"外治法。

3）喷鼻：可选用以上药液置于超声雾化器或蒸汽喷雾器上喷鼻，或制成喷鼻制剂喷鼻。

4）洗鼻：可选用利湿通窍中药液借助洗鼻器冲洗鼻腔。

（3）针推疗法

1）体针：具体参照"急性鼻窦炎"针推疗法。但其手法以捻转补法为主，留针 20 分钟。

2）艾灸：以囟会、前顶、迎香、四白、上星等为主穴，足三里、三阴交、肺俞、脾俞、肾俞、命门等为配穴。每次选取主穴和配穴各 1～2 穴，悬灸至局部有灼热感，皮肤潮红为度，7～10 日为 1 个疗程。此法用于肺气虚寒及脾气虚弱证。

3）穴位按摩：具体参照"急性鼻-鼻窦炎"针推疗法。

2. 西医治疗

（1）药物治疗

1）抗炎药物：① 糖皮质激素，鼻内局部应用糖皮质激素，具有抗炎、抗水肿作用，疗程不少于 12 周；全身应用糖皮质激素，对于严重、复发性鼻息肉，可以口服泼尼松（或泼尼松龙），推荐剂量为 0.5 mg/（kg·d），早晨空腹顿服，每日 1 次，疗程 5～10 日，最长 14 日。需注意全身使用激素的禁忌证，密切观察用药过程中可能发生的不良反应。不推荐全身或鼻内注射糖皮质激素。② 大环内酯类（14 元环）药物，具有抗炎作用，推荐小剂量（常规抗菌剂量的 1/2）长期口服，疗程不少于 12 周。

2）抗菌药物：青霉素类、头孢菌素类、磺胺类、大环内酯类、氟喹诺酮类等敏感药物，用于慢性鼻-鼻窦炎急性发作，常规剂量，疗程不超过 2 周。不推荐鼻腔鼻窦局部使用抗生素。

3）减充血剂：不推荐使用。鼻塞严重者可短期使用（<7 日）。

4）黏液促排剂：可稀化黏液并改善纤毛活性，推荐使用。

5）全身抗组胺药：对伴有变态反应的患者，可以口服第 2 代或新型抗组胺药。

6) 鼻腔冲洗：生理盐水或高渗盐水(2%～3%)用于鼻腔冲洗。

(2) 手术治疗

1) 手术适应证：慢性鼻-鼻窦炎有以下情况之一者可手术治疗。① 影响窦口鼻道复合体或各鼻窦引流的明显解剖学异常；② 影响窦口鼻道复合体或各鼻窦引流的鼻息肉；③ 经药物治疗，症状改善不满意；④ 出现颅、眶等并发症。

2) 围手术期处理：以手术为中心，原则上应包括手术前1周至手术后3～6个月的一系列用药策略及处理原则。目前，对鼻内镜手术围术期处理还缺乏统一的标准，暂不做硬性规定。建议治疗方案如下：① 手术前1周用药，常规应用抗菌药物、鼻内局部和(或)全身糖皮质激素、黏液促排剂等；② 手术后局部处理时间，术后定期进行术腔清理，1～2周后根据术腔恢复情况确定随访处理间隔时间，持续3～6个月；③ 手术后药物治疗与上述慢性鼻-鼻窦炎药物治疗的原则相同，抗炎性反应用药不少于12周。

【预后与转归】

虚证鼻渊反复发作，缠绵难愈。若脓涕向后渗流至咽部日久，又易引起咽炎或扁桃体炎；若擤鼻方法不当，可诱发中耳炎。

【预防与调护】

(1) 锻炼身体，增强体质，预防并积极治疗伤风鼻塞及喉痹、乳蛾、齿病，以防邪毒蔓延，相互影响。

(2) 既要保持鼻腔及鼻窦引流通畅，又不宜用力擤鼻，以免邪毒入耳。

(3) 少食辛辣厚味，戒烟限酒，以防热毒或湿热内生。

鼻　息　肉

【定义】

鼻息肉是鼻-鼻窦黏膜的慢性炎症性疾病,以极度水肿的鼻黏膜在鼻腔内形成单发或多发赘生物为临床特征,是慢性鼻窦炎、变应性鼻炎等病的并发症。

本病属于中医学"鼻息肉""鼻痔"范畴。

【诊断要点】

1. 临床表现　小息肉可无症状,息肉长大可有持续性鼻塞,严重时说话有闭塞性鼻音,睡眠时打鼾。后鼻孔息肉可有经鼻呼气困难,但经鼻吸气受阻较不明显。鼻流浊涕,嗅觉减退,可有头胀头痛。当息肉或分泌物阻塞咽鼓管咽口,可引起耳鸣和听力减退。检查见鼻腔内有单个或多个表面光滑赘生物,灰白、淡黄或淡红色如荔枝肉状半透明赘生物。单发者多有一蒂,多发者根基较广。触诊柔软不痛,可移动,不易出血。巨大或多发性息肉可引起外鼻变形,鼻背变宽,形如"蛙鼻"状。

2. 辅助检查

(1) 鼻内镜检查:对明确鼻息肉的部位和范围有重要意义。

(2) 影像学检查:鼻窦 X 线与 CT 检查,对判断病变范围有重要意义。广泛性鼻息肉者,鼻窦 CT 检查更有诊断价值,首选鼻窦冠状位和轴位扫描。

【鉴别诊断】

1. 内翻性乳头状瘤　多发于一侧鼻腔,外形与多发性鼻息肉相似,表面粗糙不平,色多灰白,无蒂。病理检查可明确诊断。

2. 鼻咽纤维血管瘤　多发于青少年男性,有鼻出血、鼻塞等症状,多为单侧,色红或紫红,表面可见血管,触之较硬,易出血,鼻咽纤维血管瘤多生于鼻腔后段及鼻咽部,内镜及影像学检查可帮助诊断。

3. 鼻腔恶性肿瘤　多有单侧鼻塞,反复少量鼻出血或血性脓臭涕,肿瘤较大可见外鼻变形、面部麻木、剧烈头痛、单侧鼻腔可见新生物,表面欠光滑,病理活检可明确诊断。

4. 脑膜脑膨出　为脑膜和脑组织通过筛骨水平板的先天缺损处向鼻腔内突出,可见于新生儿或儿童,亦可见于成人。膨出的组织多位于鼻腔顶部、嗅裂或鼻中隔的后上部,色灰白、质柔软光滑。影像学检查一般可明确诊断。

【治疗】

1. 中医治疗

(1)辨证论治

1)寒湿凝聚证:鼻塞,呈渐进性或持续性,流涕清稀或白黏,嗅觉减退或丧失,鼻痒,喷嚏多,鼻黏膜色淡或苍白,息肉灰白透明。易感冒,怕冷畏寒。舌质淡,苔白腻,脉缓弱。

治法:温化寒湿,散结通窍。

方药:温肺止流丹加减。

鼻塞甚者,可酌加藿香、辛夷花、白芷;易感冒者,可合玉屏风散。

2)湿热熏蒸证:鼻塞,呈持续性,流黄稠涕液,嗅觉减退,鼻黏膜色红,息肉淡红或黯红,鼻道有脓涕。或有头痛,纳呆腹胀,口干,大便黏滞。舌质红,苔黄腻,脉滑数。

治法:清热利湿,散结通窍。

方药:辛夷清肺饮加减。

百合、麦冬甘寒养阴碍湿,可去而不用。头痛明显者,可酌加蔓荆子、菊花;息肉黯红者,可加桃仁、红花、川芎等。

(2)其他疗法

1)滴鼻:可用芳香通窍的中药滴鼻液滴鼻,每日2~3次。

2）涂敷：可用有腐蚀收敛作用的中草药末，如硇砂散、明矾散，研成细末，用水或香油调合，放于棉片上，敷于息肉根部或表面，每日1次，7～14日为1个疗程。

3）鼻息肉注射：可用消痔灵注射液等药，每次用注射液2～3 mL注射于息肉内，3日1次，每周1～2次，5～7次为1个疗程。

4）熏鼻及喷鼻：用中药煎液趁热熏鼻，或做蒸汽喷鼻或超声雾化喷鼻，具体参照"急性鼻窦炎"。寒湿凝聚者选当归、川芎、香附、细辛、辛夷花；湿热熏蒸选苍耳子散加鱼腥草、车前草等。

2. 西医治疗

（1）皮质激素疗法：皮质激素喷鼻剂喷鼻可阻止息肉生长，或可使之变小。息肉体积较大而堵塞总鼻道，可作为手术前常规用药，应注意术前及术后糖皮质激素的应用。通常口服泼尼松（0.5～1）mg/（kg·d），晨起空腹顿服，共10～14日，同时配合皮质激素喷鼻剂效果更好。也可配合应用小剂量红霉素。

（2）手术疗法：传统的方法是以圈套器或息肉钳摘除息肉，现多采用鼻内镜手术，易于彻底清除鼻腔和窦内病变组织。

【预后与转归】

本病药物治疗难获速愈，手术摘除息肉多可迅速取效，但部分患者时有复发。

【预防与调护】

（1）积极防治鼻鼽、鼻渊、哮喘等肺系疾病，以防变生息肉。

（2）锻炼身体，提高抗病能力；同时，预防伤风鼻塞，以免症状加重。

（3）禀赋异常者，注意饮食起居，尽量避免接触风邪异气。

鼻及鼻窦囊肿

【定义】

鼻及鼻窦囊肿是指在胚胎发育期间,某些胚胎组织融合障碍或未完全退化,致胚胎组织残留而形成的先天性异常;或是由于某些结构引流管道阻塞所致的潴留性病变。本病还分为鼻前庭囊肿及鼻窦囊肿两大部分。鼻前庭囊肿发生于鼻前庭底部及其外壁的皮肤下,居上颌骨牙槽突浅面的软组织内。鼻窦囊肿则是原发于鼻窦内或来源于牙或牙根并向上颌窦内发展的囊性肿物。

本病属于中医学"鼻痰包"范畴。

【诊断要点】

1. 临床表现

(1) 鼻前庭囊肿:为缓慢发生的一侧鼻翼附着部、鼻前庭底部或外侧壁的无痛性膨隆,可伴有局部胀满感。若合并感染则有疼痛。检查局部可见隆起,较大者可致同侧鼻唇沟变浅或消失,唇龈沟处可触及隆起,为半球形肿块,如乒乓球感,柔软而有弹性。

(2) 鼻窦囊肿:最多见者为黏液囊肿,常发于筛窦内,其次为额窦,上颌窦较少见。黏膜囊肿、牙源性囊肿则多发于上颌窦。

本病的临床表现,囊肿小或局限在鼻窦腔内时,可无任何不适,或见间歇性清稀鼻溢,或可有头痛。囊肿增大后,因对窦壁及邻近结构的压迫作用,则出现眼部、面部、鼻部相应的临床表现。突出的表现是造成眼眶的顶壁(额窦囊肿)、内壁(筛窦囊肿)或面

中西医结合耳鼻咽喉科临床手册

颊与上腭(上颌窦囊肿)等处的局部隆起,触之光滑,如按乒乓球感,可伴有眼球压迫症状(筛窦囊肿多见),甚至出现脑部压迫症状。鼻腔外侧壁可因囊肿压迫而向内侧移位,继而引起鼻塞、流涕、嗅觉减退等症。

2. **辅助检查** 鼻窦 X 线或 CT 检查可显示窦内囊肿影,邻近骨质可有受压吸收征。局部穿刺可抽出囊液。黏液囊肿之囊液镜下检查可见胆固醇结晶。

【鉴别诊断】

1. **鼻前庭囊肿需与牙源性囊肿相鉴别** 上颌窦牙源性囊肿为上列牙发育障碍或病变突入到上颌窦内而形成的囊肿,囊肿增大时可有患侧面颊部和唇龈部隆起,但皮肤与唇龈黏膜正常,检查常有一牙缺如,影像学检查可明确诊断。

2. **鼻窦黏液囊肿应注意与鼻窦肿瘤、脑膜-脑膨出、垂体瘤、脑膜瘤等相鉴别**

(1)垂体瘤:是一组从垂体前叶和后叶及颅咽管上皮残余细胞发生的肿瘤。临床表现可有激素分泌异常综合征:如生长激素过多引起肢端肥大症;肿瘤压迫垂体周围组织的征群:如持续性头痛、视力减退、视野缺损等。

(2)脑膜瘤:是发生于脑膜细胞的良性肿瘤,也是眼眶内很严重的一种肿瘤,严重地破坏视力,侵犯范围较广,易于向骨管、骨裂隙和骨壁内蔓延,影像学检查有助于本病的诊断。

(3)鼻窦肿瘤:早期症状可有可无,后期出现单侧鼻塞,血涕,分泌物恶臭,颜面部麻木,牙齿麻木、松动,张口困难,流泪,视力改变等,鼻窦增强 CT 有助于鉴别,病理可鉴别。

(4)脑膜-脑膨出:发生于颅底者,可自鼻根部、鼻腔、鼻咽腔、眼眶等部位膨出,鼻根部者在鼻根部有包块突出,眶距增宽,眶腔受压变窄,眼外形呈三角形。神经症状可表现为智力低下、抽搐、瘫痪、腱反射亢进、皮质性视觉障碍及小脑症状和体征。部分患者无神经系统症状。CT 检查有助于鉴别。

【治疗】

1. 中医治疗

（1）辨证论治

痰浊凝滞证：初起多无明显症状，较大时可出现一侧鼻前庭底部隆起或鼻翼变形、鼻部胀满感、鼻塞、间歇性鼻流黄水、头痛，甚至视力障碍等症。舌苔微腻，脉滑。

治法：除湿化痰，散结消肿。

方药：二陈汤加减。

局部燃热微胀者，可加黄芩、鱼腥草、黄连等药；局部红肿疼痛，舌红苔黄者，可合五味消毒饮。

（2）其他疗法：鼻前庭囊肿较小者，可于抽液后，注入消痔灵注射液，促进囊肿纤维化。

2. 西医治疗

（1）鼻前庭囊肿：手术切除。

（2）鼻窦囊肿：手术治疗，必要时配合药物对症治疗。

1）鼻窦黏液囊肿：根据病情，做囊肿全切除或部分切除。

2）鼻窦黏膜囊肿：由于黏膜囊肿生长缓慢，且可自然破裂，所以如囊肿小、无症状，可不做处理；如囊肿较大，有明显症状（头痛、上列牙痛等）或虽无症状，但患者有强烈要求者，可手术切除。

3）上颌窦牙源性囊肿：含牙囊肿及牙根囊肿均须手术治疗，一般采取上颌窦根治术式。术中除切除囊肿外，还应同时处理病牙，并保留正常的上颌窦黏膜。

【预后与转归】

本病经积极治疗，预后良好。若痰包染毒化脓者，特别是鼻窦痰包化脓者有可能导致严重并发症。

【预防与调护】

（1）积极治疗鼻窦及口齿疾病。

（2）若痰包染毒化脓者应忌食辛辣炙煿之物并戒除烟酒。

鼻　出　血

【定义】

鼻出血是临床上多种疾病的常见症状之一，可单纯由鼻腔、鼻窦疾病引起，亦可由全身疾病所致。

本病属于中医学"鼻衄"范畴。

【诊断要点】

1. 临床表现　鼻出血以单侧出血为多见，亦可双侧出血。可表现为间歇性反复出血，也可呈持续性出血。出血量多少不一，轻者仅涕中带血或倒吸时见血涕，重者可大出血致出血性休克，反复多次少量出血则可导致贫血。由不同原因导致的鼻出血，鼻腔检查各有不同的表现。

2. 辅助检查　鼻出血除了常规的生命体征检查外，还应做血液分析、凝血功能、血型及鼻内镜的检查。怀疑鼻部肿瘤引起的，应做影像学检查。不同病因引起的鼻出血，有不同的特异性表现。

【鉴别诊断】

本病需与肺结核、支气管扩张引起的咯血，胃溃疡引起的吐血相鉴别。

1. 咯血　咯血为喉、气管、支气管及肺部出血后，血液经口腔咯出，常见于肺结核、支气管扩张、肺癌、肺脓肿及心脏病导致的肺瘀血等。可根据患者既往病史、体征及辅助检查鉴别。

2. 呕血　呕血为上消化道出血的主要表现之一，当大量呕血时，血液可从口腔及鼻腔涌出，常常伴有消化道疾病的其他症状，全身查体可有阳性体征，可予以鉴别。

【治疗】

1. 中医治疗

（1）辨证论治

1）肺经风热证：鼻衄，点滴而下，色鲜红，量不多，鼻干燥灼热感，鼻塞涕黄。多伴有咳嗽痰少，口干身热。舌质红，苔薄白而干，脉数或浮数。

治法：疏风清热，凉血止血。

方药：桑菊饮加减。

本方为疏风清热之剂，应用时，可酌加生地黄、牡丹皮、白茅根、栀子炭、侧柏叶等凉血止血。

2）胃热炽盛证：鼻衄，量多，色鲜红或深红，鼻黏膜色深红而干。多伴有口渴引饮，口臭，或齿龈红肿，大便秘结，小便短赤。舌质红，苔黄厚而干，脉洪数或滑数。

治法：清胃泻火，凉血止血。

方药：凉膈散加减。

大便通利者，可去芒硝。热甚伤津伤阴者，可加麦冬、玄参、白茅根之类。

3）肝火上逆证：鼻衄来势较急，量多，血色深红，鼻黏膜色深红。常伴有烦躁易怒，头痛头晕，耳鸣，口苦咽干，胸胁苦满，面红目赤。舌质红，苔黄，脉弦数。

治法：清肝泻火，凉血止血。

方药：龙胆泻肝汤加减。

便秘、口干甚者，加麦冬、玄参、大黄、葛根等。若暴怒伤肝，或肝火灼阴，致肝阳上亢而见头晕目眩、面红目赤、鼻衄、舌质干红少苔者，可用羚龙汤加减。

4）心火亢盛证：鼻衄量多，血色鲜红，鼻黏膜红赤。伴有面赤，心烦失眠，身热口渴，口舌生疮，大便秘结，小便黄赤。舌尖红，苔黄，脉数。甚则神昏谵语，舌质红绛，少苔，脉细数。

治法：清心泻火，凉血止血。

方药：泻心汤加减。

心烦不寐、口舌生疮者，可酌加生地黄、木通、莲子心等。

5) 肝肾阴虚证：鼻衄色红，量不多，时作时止，鼻黏膜色淡红而干嫩。伴口干少津，头晕眼花，耳鸣，五心烦热，健忘失眠，腰膝酸软，或颧红盗汗。舌红，少苔，脉细数。

治法：滋补肝肾，养血止血。

方药：知柏地黄汤加减。

亦可加藕节、仙鹤草、白及等以收敛止血。

6) 脾不统血证：鼻衄常发，渗渗而出，色淡红，量或多或少，鼻黏膜色淡。伴面色无华，少气懒言，神疲倦怠，食少便溏。舌淡苔白，脉缓弱。

治法：健脾益气，摄血止血。

方药：归脾汤加味。

可加阿胶以补血养血，白及、仙鹤草以收敛止血。食欲不振者，加神曲、麦芽等。

（2）其他疗法

1) 冷敷法：取坐位，以冷水浸湿的毛巾或冰袋敷于患者的前额或颈部。

2) 压迫法：可用手指紧捏双侧鼻翼 10～15 分钟，或用手指掐压患者入前发际正中线 1～2 寸处。

3) 导引法：令患者双足浸于温水中，或以大蒜捣烂，或用吴茱萸粉调成糊状敷于同侧足底涌泉穴上。

4) 滴鼻法：可用血管收缩剂滴鼻。

5) 吹鼻法：选用云南白药或蒲黄、血余炭、马勃粉、田七粉等具有收涩止血作用的药粉吹入鼻腔，黏附于出血处，而达到止血目的。

6) 烧灼法：适用于反复少量出血且能找到固定出血点者。用 30%～50% 硝酸银或 30% 三氯醋酸烧灼出血点，应避免烧灼过深，烧灼后局部涂以软膏。

（3）针灸疗法

1）体针：肺经风热者，取少商、迎香、尺泽、合谷、曲池等穴；胃热炽盛者，取内庭、二间、天枢、大椎等穴；心火亢盛者，取阴郄、少冲、少泽、迎香等穴；肝火上逆者，取巨髎、太冲、风池、阳陵泉、阴郄等穴，伴高血压者，加人迎或曲池；肝肾阴虚者，取太溪、太冲、三阴交、素髎、通天等穴；脾不统血者，取脾俞、肺俞、足三里、迎香等穴。实证用泻法，并可点刺少冲、少泽、少商等穴出血；虚证用补法，或平补平泻法。

2）耳针：取内鼻、肺、胃、肾上腺、额、肝、肾等穴，每次 2～3 穴，捻转 1～2 分钟，每日 1 次。

2. 西医治疗

（1）一般处理：首先要稳定患者情绪，取坐位或半卧位，嘱患者尽量不要将血液咽下，以免刺激胃部引起呕吐。必要时给予镇静剂。

（2）局部处理：明确出血部位和止血。对于鼻中隔前下部的出血，常是利特尔区出血，一般出血量少，可通过手指捏紧鼻翼压迫止血，也可用冷毛巾湿敷前额、后颈部，以促进血管收缩，达到止血或减少出血。亦可选用 1% 麻黄素棉片填入鼻腔前部收缩血管止血。对于出血量较多者，可用 0.1% 肾上腺丁卡因棉片收缩麻醉后，在鼻内镜下寻找出血点，之后选用如下方法进行止血。

1）烧灼法：反复少量的出血，明确出血部位，通过烧灼使血管封闭或凝血而达到止血目的。

2）填塞法：适用于出血较剧、渗血面较大或出血部位不明者，这是最有效、最可靠的止血方法。鼻黏膜收缩麻醉后，以凡士林纱条作前鼻孔或后鼻孔填塞止血，亦可先用高膨胀止血海绵、气囊或水囊填塞。

3）血管结扎法：对于严重出血者可采用此法。但目前临床较少采用。

4）血管栓塞法：对于严重出血者可采用。通过数字减影血管造影(digital subtraction angiography，DSA)找到出血血管或肿瘤供血血管，将栓塞材料(如明胶海绵)插入栓塞，而达到止血目的。

5) 手术治疗：对于由于鼻中隔偏曲引起的反复出血，可手术矫正偏曲的鼻中隔。鼻腔、鼻窦、鼻咽肿瘤、出血性息肉引起的鼻出血也须手术切除后才能根治。

（3）全身治疗

1) 镇静剂：患者安静有助于减少出血，对反复出血者尤为重要。

2) 止血剂：常用血凝酶(立止血)、卡巴克络(安络血)、酚磺乙酸(止血敏)、氨甲苯酸(止血芳酸)、氨基己酸、凝血酶等。

3) 给予足够维生素 C、维生素 K、维生素 P。

4) 支持抗休克治疗：严重鼻出血须住院观察，注意全身情况，出血量大者，给予营养支持，出现失血性休克、贫血者，注意及时纠正。

【预后与转归】

如能及时止血，以后针对病因进行全身调理，预后良好。反复出血或出血量多者可致贫血，甚则可危及生命。

【预防与调护】

（1）气候干燥季节，宜保持鼻内黏膜湿润。戒除挖鼻、用力擤鼻等不良习惯。

（2）鼻衄时，患者多较烦躁、紧张，因此，先要安定患者情绪，使之镇静，必要时可给予镇静剂。对于出血量多者，注意观察患者的面色、神志、脉象和血压。

（3）鼻衄患者，应采用坐位或半卧位；有休克者，应取平卧低头位。嘱患者尽量勿将血液咽下，以免刺激胃部引起呕吐。

（4）鼻衄发生期间，宜少活动，多休息，饮食宜清淡，忌食辛辣燥热之品，保持大便通畅。

鼻 外 伤

【定义】

鼻外伤是因鼻部遭受外力作用而致的损伤。由于受力方式及外力作用大小不同,损伤的程度也不同,常见的鼻外伤包括外鼻挫伤、鼻部切割伤、鼻骨骨折、鼻窦骨折、击出性骨折、击入性骨折、脑脊液鼻漏等。若伤势较重,可危及生命。

本病属于中医学"鼻损伤"范畴。

【诊断要点】

1. 临床表现

(1) 外鼻挫伤:鼻部软组织肿胀、皮下瘀血、局部疼痛。

(2) 鼻部切割伤:鼻部裂伤、疼痛、出血,甚或大出血等。

(3) 鼻骨骨折:可出现鼻梁凹陷或偏歪,但受伤数小时后,可因软组织肿胀或血肿等掩盖了畸形,待消肿后,畸形复现。一般多伴有鼻出血,骨折处有疼痛及骨摩擦感、捻发感,部分可伴有鼻中隔血肿或移位。

(4) 额窦骨折:前壁线型骨折者,局部软组织肿胀、压痛。前壁凹陷性骨折者,可见眶上区肿胀,眼睑部瘀血、皮下气肿,因额窦前壁有骨髓,前壁骨折时,有并发骨髓炎的危险。后壁骨折时,易引起颅内并发症,如硬脑膜撕裂,继发颅前窝气肿、血肿或脑脊液鼻漏。

(5) 筛窦骨折:鼻腔上部出血,鼻根及眼眶部瘀血肿胀,内眦距增宽或塌陷畸形,鼻额角变锐,视力障碍,患侧瞳孔散大,对光反射消失,但间接反射存在。

（6）击出性骨折：眼睑肿胀、皮下出血、皮下及眶内气肿等。如眼下直肌、下斜肌嵌顿或神经损伤和眼球内陷可致眼球上下运动受限，出现复视。眶下神经分布区出现麻木感。

（7）击入性骨折：眼睑及颧部肿胀，眶周皮下出血，外眦向外下方移位，眼球突出，但视力、眼球运动、瞳孔反射均正常。

2. 辅助检查　鼻骨及鼻窦骨折主要依据 X 线及 CT 检查。X 线可显示鼻骨是否骨折及有无移位，但对鼻窦骨折诊断因颌面骨质重叠较多而出现分辨率欠佳。而 CT 检查鼻窦可清晰显示病变部位、骨折范围、移位情况、出血、血肿、异物位置等，是确诊的主要依据。

【鉴别诊断】

鼻外伤首先要鉴别是单纯性鼻外伤还是复合性鼻外伤，或是全身性外伤，还须鉴别有无并发颅内损伤。

【治疗】

1. 中医治疗

（1）辨证论治

1）鼻伤瘀肿：鼻部肿胀，皮下瘀青，局部疼痛和触痛明显，可有鼻塞，局部压迫感。或见鼻中隔膨隆、紫黯；若继发染毒，则形成脓肿，可伴发热、局部疼痛加重，或呈跳痛等。

治法：活血通络，行气止痛。

方药：桃红四物汤加减。

可酌加柴胡、香附、延胡索、牡丹皮行气消肿而止痛。血肿染毒出现发热，鼻流脓涕者，可合五味消毒饮。

2）皮肉破损：轻者仅鼻部表皮擦伤，重者皮肉破损裂伤，甚至部分脱落成缺损，局部有出血或疼痛。

治法：活血祛瘀，消肿止痛。

方药：桃红四物汤加减。

出血者，加仙鹤草、白及、栀子炭、三七等止血药；因染毒而见伤口边缘红肿者，宜合五味消毒饮。

3) 鼻骨骨折：如骨折而无移位者，局部可只有瘀肿疼痛；如骨折已移位，可见鼻梁凹陷如马鞍状或有偏歪，触诊可有骨擦音；如伤后形成皮下气肿，触之可有捻发音。严重者，可有鼻中隔骨折、脱位，而致鼻塞。

治法：初期宜活血祛瘀，行气止痛；中期宜行气活血，和营生新；后期宜补气养血，强骨壮筋。

方药：初期用活血止痛汤加减；中期用正骨紫金丹加减，亦可用续断紫金丹；后期用人参紫金丹加减。

出血者，加蒲黄、仙鹤草、白及、栀子炭等，或用桃红四物汤，或七厘散。

4) 鼻伤衄血：鼻衄，其量可多可少，量较多者可表现为出血持续难止，其则出现面色苍白、脉微欲绝、休克等危候。

治法：敛血止血，和血养血。

方药：根据前述鼻伤所属类型用方，加入白及、蒲黄、仙鹤草、白茅根、藕节、三七之类。

失血过多者，可加何首乌、枸杞、干地黄、桑葚、当归、黄精等，或配合生脉散以益气养血；若鼻伤后大衄不止而见面色苍白、脉微欲绝、血压下降者，治宜益气敛阳固脱，用独参汤或生脉散合参附龙牡汤主之，并配合西医抢救措施。

（2）其他疗法

1) 鼻伤瘀肿：鼻伤初起，24 小时内宜冷敷，24 小时后可改用热敷或内服中药渣再煎汤热敷。

2) 皮肉破损：轻者用外用生理盐水或过氧化氢溶液清洗伤口。伤口较深较长者，应仔细清洁创口，取出异物，尽可能保留皮瓣，再予缝合，并应注射破伤风抗毒素。皮肤缺损严重者应予植皮。

3) 鼻中隔血肿：血肿小者，可穿刺抽吸；血肿大者，宜在切开血肿，吸尽瘀血后以消毒凡士林纱条紧密填塞鼻腔，防止再出血。同时注意预防感染。

4) 鼻中隔脱位：应予复位。用复位钳伸入两侧鼻腔夹住鼻中隔，将其扶正复位后，双侧鼻腔填塞凡士林纱条。若难以复位者，日后可行鼻中隔黏膜下矫正术或黏膜下切除术，以矫正其偏曲。

5) 鼻骨骨折：骨折无移位者，可参照"鼻伤瘀肿"的处理方法；骨折有移位形成畸形者，应及早进行复位。若因鼻肿较剧，复位有困难者，也可稍延迟数日，待肿胀消退，再行复位，但最迟不宜超过14日，以免骨痂形成太多或错位愈合，不易整复。

6) 鼻伤衄血：以止血为主，具体参照"鼻衄"。

2. 西医治疗

（1）一般处理：镇静、休息、对症支持治疗。

（2）清创缝合：给伤口清创，有裂伤口者予以缝合包扎。

（3）常规应用抗生素、止血剂，污染伤口给予破伤风抗毒素肌内注射。

（4）鼻骨复位术：鼻骨骨折有移位畸形者应用。常在局部麻醉下进行，复位可用鼻骨复位钳或剥离子，复位成功后，鼻腔予凡士林纱条堵塞，以起支撑作用。

（5）手术治疗：对于鼻窦骨折、击出性骨折、击入性骨折、脑脊液鼻漏等，可行相应手术治疗。

【预后与转归】

鼻损伤轻者如能及时治疗一般预后良好，损伤重或治疗不及时可能会影响鼻的生理功能和遗留鼻面部畸形；如出血过多，有可能危及生命。

【预防与调护】

（1）加强安全教育，防止意外发生。

（2）鼻伤瘀肿者忌触碰揉擦，防止损伤加重。

（3）皮肉破损者宜保持清洁，防止染毒。

（4）鼻骨骨折者忌触碰按压，防止畸形难愈。

鼻腔及鼻窦异物

中西医结合耳鼻咽喉科临床手册

【定义】

外来物或内生物进入鼻腔或鼻窦并滞留，即成鼻腔异物、鼻窦异物。异物种类较多，分为内源性和外源性两大类。内源性异物如死骨、凝血块、鼻石、痂皮等；外源性异物有植物性、动物性和非生物性。非生物性异物多因战伤、工伤或误伤所致，异物多为弹片、弹丸、碎石、木块等。本病多见于儿童。成人多因工伤、误伤所致。

本病属于中医学"鼻异物"范畴。

【诊断要点】

1. **临床表现** 因异物的种类、大小及滞留时间长短而有不同的临床表现。异物滞留，可出现患侧鼻塞，流黏脓涕或脓血涕，并有臭味。昆虫类异物，常有骚动爬行感。若异物进入的位置较深，损伤部位较广时，可有出血、头痛、视力障碍等。儿童单侧鼻塞及流脓血涕且秽臭者，应首先考虑鼻腔异物。前鼻镜或鼻内镜检查可发现异物。

2. **辅助检查** 金属异物 X 线检查可明确诊断，CT 检查则可以进一步定位。

【鉴别诊断】

本病在婴幼儿不能明确提供异物入鼻病史者，应注意与鼻炎或鼻窦炎相鉴别；若形成鼻石者，要与鼻腔或鼻窦肿瘤相鉴别。

【治疗】

1. **外治法** 中西医均以外治为主，可根据异物的性质、形态、大小及存留的位置，选择合适器械及适当的取出方法。小儿不合作者,可考虑在全身麻醉下取出。有合并感染者,加用抗生素。

（1）圆形异物：如珠子、豆子、纽扣等,可用异物钩或小刮匙,绕至异物后方,由后向前拨出。切不可用镊子夹取,以免将异物推向深处。

（2）质软或条状异物：如纸团、纱条等,可直接用镊子夹取。

（3）形态不整或体形较大的异物：可夹碎分次取出。如经前鼻孔难以取出之异物,可取仰卧低头位,将异物推向鼻咽部,经口腔取出。

（4）动物性异物：须先将其麻醉或杀死后再用钳取出。

（5）在鼻窦或位置较深的异物：需手术取出,现在多采用鼻内镜下手术。

异物取出后,如局部黏膜有糜烂、破损者,可用减充血剂滴鼻以防粘连;已有粘连者,则可分离后填入明胶海棉或凡士林纱条。

2. 中医治疗

（1）合并明显感染者,中医辨证可予五味消毒饮加减治疗,西医则酌以抗生素治疗。

（2）对于石块、木块和铁锈异物,常带有泥土,有引起破伤风的可能,需肌内注射破伤风抗毒素以预防。

【预后与转归】

治疗及时则预后良好,异物长期滞留鼻窍则可能导致鼻窒、鼻渊、鼻石。

【预防与调护】

（1）教育儿童不要将异物塞入鼻腔。提醒家长对儿童鼻异物的警惕性,发现鼻塞、流脓涕、鼻气腥臭等症状,应及时就诊,以免贻误病情。

（2）在野外露营时,注意个人防护。

（3）发现异物,劝告患者及家属切勿惊慌,防止儿童因哭闹,妨碍治疗,甚至误吸入气管,引起窒息。

鼻腔及鼻窦恶性肿瘤

【定义】

鼻腔及鼻窦恶性肿瘤是指发生于鼻腔、鼻窦的恶性肿瘤,主要特征为鼻塞、流污秽脓血涕、鼻涕腥臭、疼痛、流泪与复视、颈部肿物等。

本病属中医学"鼻菌"范畴。古代医籍中,本病还有"控脑砂""恶核"等病名。

【诊断要点】

1. **临床表现**　以鼻塞,鼻出血或流污秽脓血涕,鼻部或面颊、眼眶部疼痛,流泪与复视,张口困难,肿瘤恶病质等为主要特征。鼻腔恶性肿瘤检查见肿瘤外观常呈菜花样生长,色红,基底广泛,触之易出血,伴有溃烂及坏死,肿瘤长大常使外鼻隆起变形,并常破坏鼻腔侧壁侵入上颌窦或向上侵犯筛窦,亦可穿破硬腭侵犯口腔。晚期鼻窦恶性肿瘤检查与鼻腔恶性肿瘤相似,并可因破坏骨壁而扩展至邻近器官引起面部变形或邻近器官的功能障碍。

2. **辅助检查**　鼻部 X 线、CT 或 MRI 检查可明确肿瘤的大小和浸润范围。组织活检可明确肿物的病理性质。

【鉴别诊断】

1. **鼻及鼻窦囊肿**　鼻前庭囊肿可见鼻前庭下方有半圆形面光滑隆起,穿刺可抽出淡黄色液体;鼻窦囊肿可无明显症状,或鼻腔常有淡黄色液体流出,如囊肿较大,可压迫窦壁及邻近结构。

2. **真菌性鼻窦炎**

(1) 真菌球:临床表现似慢性鼻窦炎,如单侧鼻塞、流脓涕,或有恶臭等。亦可无任何症状,仅在鼻窦影像学检查时发现。

(2)变应性真菌性鼻窦炎:临床表现与慢性鼻窦炎相似。表现为眶侧或颌面部缓慢进行性的隆起,隆起无痛、固定、质硬和呈不规则形,酷似鼻窦黏液囊肿、黏液脓囊肿和恶性肿瘤。

(3)急性侵袭性真菌性鼻窦炎:起病急骤,进展迅速,病情凶险,死亡率甚高,临床表现为发热,鼻腔结构破坏、坏死,大量脓性结痂,眶周及面颊部肿胀、疼痛;或眼球突出,结膜充血,眼肌麻痹,视力减退及眶后疼痛等;或腭部缺损;或剧烈头痛,颅内高压,癫痫,意识模糊或偏瘫等;或眶尖综合征,海绵窦血栓性静脉炎等。

(4)慢性侵袭性真菌性鼻窦炎:早期病变限于鼻窦时,临床表现与非侵袭型真菌性鼻窦炎相似;后期病变侵犯不同部位时,引起相应症状,临床表现与急性侵袭性真菌性鼻-鼻窦炎相似,但这种侵犯是缓慢进行性的。因此,进展缓慢、病程较长是与急性侵袭性真菌性鼻-鼻窦炎的主要鉴别点。

3. **出血性鼻息肉** 比较少见,鼻息肉表面光滑、充血、触之软而易出血,持续性鼻塞、嗅觉减退、闭塞性鼻音、睡眠时打鼾等症状均可出现,其程度视息肉大小和部位而异。

【治疗】

1. 中医治疗

(1)辨证论治

1)痰瘀互结证:鼻塞,有脓血涕,味腥臭,嗅觉减退,头痛,鼻内较多污秽浊涕,周围骨质或有破坏,颈部或有恶核。面颊或有麻木疼痛,张口困难,或有咳嗽痰多,胸闷不舒,体倦身重,纳呆便溏。舌质淡红或黯红,舌体胖,苔白或黄腻,脉弦滑。

治法:涤痰化浊,祛瘀散结。

方药:清气化痰丸合桃红四物汤加减。

可加半边莲、半枝莲、白花蛇舌草等加强化浊解毒的作用;加半夏、牡蛎、山慈姑以化痰散结软坚;涕血腥臭、口渴咽痛、咳嗽痰黄者,可加薏苡仁、冬瓜仁、鱼腥草、芦根、苇茎等。

2）肝胆热盛证：鼻塞，鼻内恶臭，流污浊血涕，时有鼻衄，头痛，或见面颊肿胀，突眼或视力减退，张口困难，或有耳鸣耳聋，鼻内肿物色红或黯红，溃烂，触之易出血。全身或有口苦咽干，心烦失眠，便秘尿赤等症。舌质红，苔黄，脉弦滑或弦数。

治法：清肝泻胆，解毒散结。

方药：龙胆泻肝汤加减。

热盛者，可加山豆根、青黛、浙贝母、水蛭、夏枯草等；大便秘结者，可加大黄、玄明粉。

本病后期，肾元亏损，其病日深，可出现正虚邪实之证，应根据病情变化，配合补虚扶正，以达扶正祛邪的目的。

（2）其他疗法

1）滴鼻：涕多者，可用清热解毒之滴鼻剂滴鼻。

2）鼻出血者，可参照"鼻出血"外治法处理。

2. 西医治疗　治疗方法的选择，须根据肿瘤的性质、大小、侵犯范围和患者全身情况全面考虑，以综合治疗（手术加放疗，化疗加手术，手术加放、化疗，中医中药治疗等）为佳。

（1）手术治疗：根据不同肿瘤范围选择不同手术路径。

（2）放疗：对于晚期病例无法手术根治者，常采用单独姑息性放疗，术后复发和不能耐受手术者，也可选择放疗，但疗效较差。

（3）化疗：多作为一种辅助方法或姑息疗法。一般主张联合用药，常用药物有氟尿嘧啶（5－FU）、甲氨蝶呤（MTX）、长春新碱（VCR）、博来霉素（BLM）等。

【预后与转归】

本病早期症状不明显，常不能及时发现，因就诊晚，恶性度高，预后不佳。

【预防与调护】

（1）避免过食辛辣炙煿，忌食发霉、腐败食物。

（2）注意环境卫生，避免吸入有毒气体和粉尘。

（3）注意调节患者情志，保持心情舒畅。

第五章

咽喉科疾病

急 性 咽 炎

【定义】

急性咽炎是指咽部黏膜、黏膜下组织的急性炎症,常累及咽部淋巴组织。本病可单独发生,亦可继发于急性鼻炎或急性扁桃体炎。病变可局限于咽腔某部,也可波及整个咽腔。可分为急性单纯性咽炎、急性坏死性咽炎和急性水肿性咽炎。以单纯性咽炎最常见,后两种均少见,但均凶险。常发生于秋冬及冬夏之交。

本病属于中医学"急喉痹"范畴。

【诊断要点】

1. 临床表现

(1) 起病较急,初觉咽干、灼热、咽痒,继有明显咽痛,空咽时尤甚,并可放射至耳部。全身症状一般较轻,但因个体体质、免疫力、年龄及细菌、病毒毒力不同而症状表现轻重不一,可伴恶寒、发热、头痛、四肢酸痛、食欲不振等。

(2) 咽部黏膜急性弥漫性充血、肿胀,悬雍垂及软腭水肿,咽后壁淋巴滤泡及咽侧索红肿,表面可见黄色点状渗出物,颌下淋巴结肿大、压痛。

2. 辅助检查 可行咽拭子培养和相关抗体测定,以明确病原菌。

【鉴别诊断】

1. 麻疹 咽痛、发热,伴流泪畏光、喷嚏、流涕及干咳,两颊黏膜可见灰白色斑点(麻疹黏膜斑),发病3～4日后出现典型皮疹。

2. 猩红热 咽痛、高热、咽部充血、扁桃体红肿,有脓性物,舌乳头红肿突起似杨梅,发病 24 小时后出现典型皮疹。

3. 流行性感冒　咽痛、发热、头痛,同时伴鼻塞、流涕、喷嚏、干咳等上呼吸道症状,尤以该病的流行季节及流行状况为重要参考依据。

【治疗】

1. 中医治疗

(1) 辨证论治

1) 外邪侵袭,上犯咽喉证:咽部疼痛,吞咽不利,属表证。偏于风寒者,见于本病初起,咽痛较轻,伴周身不适、咳嗽痰稀、鼻塞,舌质淡红,苔薄白,脉浮紧。检查见咽部黏膜淡红。偏于风热者,咽痛较重,吞咽时痛增,发热,舌苔薄黄,脉浮数。检查可见咽部黏膜充血、肿胀,或颌下有瘰核。

治法:疏风散邪,宣肺利咽。

方药:风寒外袭者,宜疏风散寒,宣肺利咽,可选用六味汤加味。

若咳嗽痰多,可加紫苏叶、杏仁、前胡;若鼻塞、流涕,可加苍耳子、辛夷花、白芷。风热外袭者,宜用疏风清热汤;头痛甚加蔓荆子、藁本;咽痛甚加射干。

2) 肺胃热盛,上攻咽喉证:咽部疼痛较重,吞咽困难,痰多而黏稠,咽喉梗死感,发热,口渴喜饮,口气臭秽,大便燥结,小便短赤。舌质红,舌苔黄,脉洪数。检查见咽部红赤肿胀明显,喉底颗粒红肿或有脓点,颌下有瘰核。

治法:清热解毒,消肿利咽。

方药:清咽利膈汤加减。

若咳嗽痰黄、颌下瘰核痛甚,可加射干、瓜蒌仁、夏枯草;高热者,可加水牛角、大青叶、生石膏;如有白腐或假膜,可加蒲公英、马勃等。

(2) 其他疗法

1) 针灸疗法

A. 体针:可选用合谷、内庭、曲池、足三里、肺俞、太溪、照海等为主穴,以尺泽、内关、复溜、列缺等为配穴。每次主穴、配穴可各选2～3穴,根据病情可用补法或泻法,每日1次,5～10次为1个疗程。

B. 耳针:可选咽喉、肺、心、肾上腺、神门等埋针,或可用王不留行,或六神丸,两耳交替使用贴压法,隔日1次,5～10次为1个疗程。

C. 穴位注射:可选人迎、扶突、水突、天突等穴,每次1穴(双侧),药物可用丹参注射液、川芎注射液,或维生素B_1等每穴0.5～1 mL,每隔3日1次,5～10次为1个疗程。

D. 刺血法:咽喉痛较甚、发热者,可配合耳尖、少商、商阳穴点刺放血以助泄热。

2) 含漱:中药煎水含漱,如① 金银花、连翘、薄荷、甘草煎汤;② 桔梗、甘草、菊花煎汤。

3) 吹喉:将中药制成粉剂,直接吹喷于咽喉患部,以清热止痛利咽,如冰硼散等。

4) 含服:将中药制成丸或片剂含服,使药物直接作用于咽喉,以清热生津利咽。

5) 蒸汽或雾化吸入:可用内服之中药煎水装入保温杯中,趁热吸入药物蒸汽,熏蒸咽喉;亦可用中药液置入超声雾化器中进行雾化吸入,如连翘、板蓝根、野菊花、蒲公英、丹参、玄参等煎水过滤。

6) 按摩:于喉结旁开1～2寸,亦可沿颈部第1～7颈椎棘突旁开1～3寸,用示指、中指、环指沿纵向平行线上下反复轻轻揉按,每次10～20分钟,10次为1个疗程。

7) 导引(吞金津、玉液法):每日晨起,或夜卧时盘腿静坐,全身放松,排除杂念,双目微闭,舌抵上腭数分钟,然后扣齿36下,搅海(舌在口中搅动)36下,口中即生津液,再鼓腮含漱9次,用意念送至脐下丹田。

8) 喉底颗粒增多,可配合烙治法。

2. 西医治疗

（1）全身症状较轻或无时，可采取局部治疗。

1）常用复方硼砂溶液含漱，以保持口腔、口咽的清洁。亦可含服碘喉片、西瓜霜润喉片、溶菌酶含片、金嗓开音丸、泰乐奇含片、六神丸等。

2）2%碘甘油涂抹咽后壁淋巴滤泡，有消炎作用。

3）抗生素加激素雾化吸入治疗：地塞米松注射液 5 mg、庆大霉素注射液 8 万 U、注射用糜蛋白酶 4 000 U，0.9%氯化钠注射液 20 mL，雾化吸入，每日 1 次。

（2）全身症状较重，如有高热，则应卧床休息，多饮水及进食流质饮食，在局部治疗的基础上加用抗生素、抗病毒静脉滴注治疗。

【预后与转归】

起病急者，若得到及时恰当的治疗，多可痊愈。

【预防与调护】

（1）饮食有节，起居有常，忌过食辛辣醇酒及肥甘厚味。

（2）注意保暖防寒，改善环境，减少空气污染。

（3）加强体育锻炼，戒除烟酒。

（4）积极治疗邻近器官的疾病以防诱发本病，如伤风鼻塞、鼻窒、鼻渊、龋齿等。

慢 性 咽 炎

【定义】

慢性咽炎是指咽部黏膜、黏膜下及其淋巴组织的慢性炎症。弥漫性炎症常为上呼吸道慢性炎症的一部分；而局限性炎症则多为咽淋巴组织的炎症。慢性咽炎可分为慢性单纯性咽炎、慢性肥厚性咽炎、萎缩性及干燥性咽炎、慢性变应性咽炎。本病常见于成年人，病程长，一年四季均可发病，症状易反复发作。

本病属于中医学"慢喉痹"范畴。

【诊断要点】

1. 临床表现

（1）起病急者，多表现为咽部疼痛为主，吞咽时咽痛加重；病久者，以咽干、咽痒、咽部微痛及灼热感、咽喉异物阻塞感及哽噎不利等种种咽喉不适的症状。

（2）体格检查可见咽黏膜充血、肿胀，咽后壁或见脓点；或见咽黏膜肥厚增生，咽后壁颗粒状隆起；或见咽黏膜干燥、萎缩变薄；或见咽部黏膜苍白、水肿。

2. 辅助检查 电子喉镜检查多提示咽后壁舌根部淋巴滤泡增生。

【鉴别诊断】

1. 咽异感症 多见于中年女性，咽部感觉异常，如堵塞感、烧灼感、痒感、紧迫感、黏着感，患者常能指出咽部异物部位，空咽时明显，进食时减轻或消失，一般无疼痛，症状随情绪起伏而波动，异常感觉也可以随时改变。咽部检查多无异常发现。病程较长者，常伴有焦虑、急躁和紧张等精神症状,其中以恐癌症较多见。

2. 咽部特异性炎症 结核、狼疮、梅毒、麻风等都有独特的临床表现,但除咽部症状外,一般均有肺部或全身其他部位症状。

3. 茎突综合征、舌骨综合征 均有咽部不适,不易区别,可通过茎突及舌骨 X 线和颈椎 X 线、CT 检查或触诊等鉴别。

4. 咽及临近部位肿瘤 出现吞咽困难之前,常仅有咽部不适或胸骨后压迫感,较易与慢性咽炎混淆。对中年以上的患者,若以往无明显咽炎病史,在出现咽部不适时,应做详细检查。

5. 丙种球蛋白缺乏症 好发于青少年,有反复发作急性或慢性呼吸道炎症病史,其咽部变化为淋巴组织明显减少或消失。

【治疗】

1. 中医治疗

(1)辨证论治

1)外邪侵袭,上犯咽喉证:咽部疼痛,吞咽不利,属表证。偏于风热者,咽痛较重,吞咽时痛增,发热,伴恶风,头痛,咳痰黄稠,舌苔薄黄,脉浮数。检查可见咽部黏膜鲜红、肿胀,或颌下有瘰核,属风寒表证。偏于风寒者,咽痛较轻,伴恶寒发热,身痛,咳嗽痰稀,舌质淡红,脉浮紧。检查见咽部黏膜淡红。

治法:疏风散邪,宣肺利咽。

方药:风热外袭者,用疏风清热汤;风寒外袭者,可选用六味汤加味。

若咳嗽痰多,可加紫苏叶、杏仁、前胡;若鼻塞、流涕,可加苍耳子、辛夷花、白芷。

2)肺胃热盛,上攻咽喉证:咽部疼痛较剧,吞咽困难,发热,口渴喜饮,口气臭秽,大便燥结,小便短赤。舌质红,舌苔黄,脉洪数。检查见咽部红赤肿胀明显,喉底颗粒红肿或有脓点,颌下有瘰核。

治法:清热解毒,消肿利咽。

方药:清咽利膈汤加减。

若咳嗽痰黄、颌下瘰核痛甚,可加射干、瓜蒌仁、夏枯草;高热者,可加水牛角、大青叶;如有白腐或假膜,可加蒲公英、马勃等。

3) 肺肾阴虚,虚火上炎证:咽部干燥,灼热疼痛不适,午后较重,或咽部哽哽不利,干咳痰少而稠,或痰中带血,手足心热,或见潮热盗汗、颧红失眠多梦、耳鸣等。舌红少津,脉细数。检查可见咽部黏膜黯红,或咽部黏膜干燥少津。

治法:滋养阴液,降火利咽。

方药:肺阴虚为主者,宜养阴清肺,可选用养阴清肺汤。若喉底颗粒增多者,可酌加桔梗、香附、郁金、合欢花等以行气活血、解郁散结。肾阴虚为主者,宜滋阴降火,清利咽喉,可选用六味地黄丸加减。若咽部干燥烘热较重、伴虚烦不眠、盗汗、大便干结等,此为虚火亢盛,宜加强降火之力,引火归元,可用知柏地黄汤加减。

4) 脾胃虚弱,升降失调证:咽喉哽噎不利或痰黏着感,咽燥微痛,口干而不欲饮或喜热饮,易恶心,或时有呃逆反酸,若受凉、疲倦、多言则症状加重。平素倦怠乏力,少气懒言,胃纳欠佳,或腹胀,大便溏薄等。舌质淡红,边有齿印,苔薄白,脉细弱。检查见咽黏膜淡红或微肿,喉底颗粒较多,可呈扁平或融合,或有少许分泌物附着。

治法:益气健脾,升清利咽。

方药:补中益气汤加减。

若咽部脉络较充血,咽黏膜肥厚,可加丹参、川芎、郁金以活血行气;痰黏者可加贝母、香附、枳壳以理气化痰、散结利咽;咽干较甚、苔干少津者,可加玄参、麦冬、沙参、百合等以利咽生津;易恶心、呃逆反酸者,可加法夏、厚朴、佛手、陈皮等以和胃降逆;若食欲不振、腹胀便溏、苔腻者,可加砂仁、藿香、茯苓、生薏苡仁等以健脾利湿。

5) 脾肾阳虚,咽失温煦证:咽部异物感,微干微痛,哽噎不利,痰涎稀白,面色苍白,形寒肢冷,腰膝冷痛,夜尿频而清长,腹胀纳呆,下利清谷。舌质淡嫩,舌体胖,苔白,脉沉细弱。检查见咽部黏膜淡红。

治法：补益脾肾，温阳利咽。

方药：附子理中丸加减。

若腰膝酸软冷痛者，可酌加枸杞、杜仲、牛膝等；若咽部不适、痰涎清稀量多者，可酌加半夏、陈皮、茯苓等；若腹胀纳呆者，可加砂仁、木香等。

6）痰凝血瘀，结聚咽喉证：咽部异物感、痰黏着感、焮热感，或咽微痛，痰黏难咯，咽干不欲饮，易恶心呕吐，胸闷不适。舌质黯红，或有瘀斑、瘀点，苔白或微黄，脉弦滑。检查见咽黏膜黯红，喉底颗粒增多或融合成片，咽侧索肥厚。

治法：祛痰化瘀，散结利咽。

方药：贝母瓜蒌散加味。

可加赤芍、牡丹皮、桃仁活血祛瘀散结。若咽部不适、咳嗽痰黏，可酌加杏仁、紫菀、款冬花、半夏等；若咽部刺痛、异物感、胸胁胀闷，可加香附、枳壳、郁金、合欢皮疏肝解郁、行气宽胸等。

（2）其他疗法：除"灸法"外，其他治疗参照"急性咽炎"。

灸法：主要用于体质虚寒者，可选合谷、足三里、肺俞等穴，悬灸或隔姜灸，每次2~3穴，每穴20分钟，10次为1个疗程。

2. 西医治疗

（1）去除病因：戒除烟酒，积极治疗急性咽炎及鼻和鼻咽部慢性炎症，纠正便秘和消化不良，改善工作和生活环境（避免粉尘及有害气体），治疗全身性疾病以增强身体抵抗力。

（2）局部治疗

1）慢性单纯性咽炎：常用复方硼砂溶液、呋喃西林溶液、2%硼酸液含漱，以保持口腔、口咽的清洁。亦可含服碘喉片、薄荷喉片、西瓜霜润喉片、金嗓利咽丸、金嗓开音丸、六神丸等。

2）慢性肥厚性咽炎：除采用针对单纯性咽炎的治疗外，可使用激光烧灼咽喉壁淋巴滤泡治疗，注意治疗范围不宜过广。电凝固法因副反应较多目前已很少采用。应用射频治疗仪治疗增生的淋巴滤泡，效果亦佳。

超声雾化疗法、局部紫外线照射及透热疗法,对肥厚性咽炎也有辅助作用。

3）萎缩性及干燥性咽炎：一般处理同上,不可行烧灼法。可用2%碘甘油涂抹咽部,促进腺体分泌,改善干燥症状。服用维生素 A、维生素 B_2、维生素 C、维生素 E 可促进黏膜上皮生长。

4）慢性变应性咽炎：避免接触过敏原、应用抗组胺药及肥大细胞稳定剂,局部或全身应用糖皮质激素及免疫调节剂等。

【预后与转归】

病久而反复发作者,往往症状顽固,较难治愈。

【预防与调护】

（1）饮食有节,起居有常,忌过食辛辣醇酒及肥甘厚味。

（2）注意保暖防寒,改善环境,减少空气污染。

（3）加强体育锻炼,戒除烟酒。

（4）积极治疗邻近器官的疾病以防诱发本病,如伤风鼻塞、鼻窒、鼻渊、龋齿等。

急性扁桃体炎

【定义】

急性扁桃体炎是临床最常见的疾病之一,是腭扁桃体的急性非特异性炎症,常伴不同程度的咽黏膜和淋巴组织炎症。病理分为急性卡他性扁桃体炎、急性滤泡性扁桃体炎、急性隐窝性扁桃体炎三类。多见于10~30岁青少年,50岁以上、3~4岁以下患者较少见。好发于春秋两季。

本病属于中医学"急乳蛾"范畴。

【诊断要点】

1. 临床表现

(1)咽痛,初起多为一侧,继可发展至对侧,吞咽、咳嗽时咽痛加重,痛剧时可致吞咽困难,痛连耳窍,言语含糊不清,波及咽鼓管可出现耳闷、耳鸣及耳痛、听力下降。全身可伴有畏寒,高热,头痛,食欲不振,乏力,周身不适等。小儿可有高热,抽搐,呕吐,神昏等症。

(2)急性病容,面色潮红,高热,少言或畏痛而惧怕做吞咽动作,口臭。咽部黏膜弥漫性充血,腭扁桃体肿大,表面可有黄白色点状滤泡,或在隐窝口处有黄白色或灰白色点状豆渣样渗出物,重者喉核表面腐脓成片,但不超出喉核范围,且易拭去,不易出血,颌下有瘰核,明显压痛。

2. 辅助检查 血常规提示白细胞总数升高,中性粒细胞增多。

【鉴别诊断】

几种相似疾病的鉴别如表5-1。

表 5-1 几种相似疾病的鉴别

	急性隐窝性扁桃体炎	咽白喉	猩红热	樊尚咽峡炎	单核细胞增多症	粒细胞缺乏症	白血病
咽痛	较重	较轻	咽痛	一侧明显	咽痛	剧痛	咽痛
病变侵犯部位	双侧扁桃体	扁桃体及周围	全咽	一侧扁桃体	多为一侧扁桃体	扁桃体周围	咽淋巴环,主要在腭扁桃体
局部检查	隐窝栓塞,灰白或黄白色,位于扁桃体区内,可融合成片,易拭去,不易出血	灰白色假膜,常扩展到扁桃体区以外,不易拭去,之容易较重,常一侧较轻	在充血肿胀的扁桃体上出现灰白色或褐色假膜,下层褐色假膜,易拭去,下层红,不出血,咽黏膜弥漫深红色,软腭上有散在红点	扁桃体上覆盖以灰白色或黄色假膜,呈腐烂状,有臭味,易拭去,其下有溃疡	扁桃体肿胀发红,有溃烂,上有灰白色渗出物附着,易拭去,病变很少超出扁桃体	坏死性溃疡上覆盖着恶臭污秽的褐色坏死物,发展迅速,不限于扁桃体,溃疡周围无明显反应,或周围黏膜呈紫红色	扁桃体上深在溃疡,可环死,扁桃体周围炎性浸润,弓腭部剧烈肿胀,似扁桃体脓肿,咽黏膜常有广泛浸润,并可发生坏死性溃疡,假膜污白或灰色
颈部淋巴结	下颌角淋巴结肿大,压痛	有时肿大显著,呈"牛颈状"	肿大(有时化脓),全身可能肿大	常患侧肿大	全身淋巴结肿大	无肿大,而颈部软组织可能肿胀但不化脓	肿大,全身性淋巴结肿大

中西医结合耳鼻咽喉科临床手册

	急性隐窝性扁桃体炎	咽白喉	猩红热	樊尚咽峡炎	单核细胞增多症	粒细胞缺乏症	白血病
症状	畏寒、高热，全身症状与热度呈正比，全身酸软、头痛	中度发热，虚脱现象与热度不呈正比，面色苍白、脉快而弱，蛋白尿	恶寒、高热，头痛、呕吐，皮疹（12～36小时内），杨梅舌（1～2天后）	一般全身症状无明显，常有龋病	发热、头痛，全身症状明显，有时发疹，肝脾可能肿大	脓毒性高热，全身症状严重以致衰竭，蛋白尿	高热，全身症状严重以致衰竭。全身皮下及黏膜下出血。肝脾肿大
实验室检查	可检出球菌，白细胞明显增多	可检出白喉杆菌	可检出链球菌	检出梭形杆菌及樊尚螺旋体	白细胞早期减少，以后增高[(10～40)×10^9/L]，单核细胞增多至40%～80%，血清嗜异性凝集试验（+）	白细胞显著减少，中性白细胞消失，贫血，血小板减少，红细胞沉降率加速，血培养10%～15%获阳性结果	白细胞早期可能减少，以后显著增多，以原始幼稚白细胞和幼稚白细胞为主。出血，凝血时间延长。骨髓穿刺涂片检查（+）

【治疗】

1. 中医治疗

(1) 辨证论治

1) 风热外袭,肺经有热证:病初起咽喉干燥灼热,疼痛逐渐加剧,吞咽时更重。全身见头痛,发热,微恶风,咳嗽。舌质红,苔薄黄,脉浮数等。检查见喉核红肿,连及喉关,喉核表面有少量黄白色腐物。

治法:疏风清热,利咽消肿。

方药:疏风清热汤加减。

2) 邪热传里,肺胃热盛证:咽部疼痛剧烈,连及耳根,吞咽困难,痰涎较多。全身症见高热,口渴引饮,咳嗽痰黄稠,口臭,腹胀,便秘溲黄。舌质红,苔黄厚,脉洪大而数。检查见喉核红肿,有黄白色脓点,甚者喉核表面腐脓成片,咽峡红肿,颌下有瘰核。

治法:泻热解毒,利咽消肿。

方药:清咽利膈汤加减。

若咳嗽痰黄稠,颌下有瘰核,可加射干、瓜蒌、贝母以清化热痰而散结;持续高热,加石膏、天竺黄以清热泻火,除痰利咽;若喉核腐脓成片,加入马勃、蒲公英等以祛腐解毒。肿痛甚者可含服六神丸以清热解毒,消肿止痛。

(2) 其他疗法

1) 刺血法:应用毫针,点刺喉核表面 2~3 针、耳背静脉 1 针放血,亦可选配点刺耳尖穴、少商穴、商阳穴放血,每次选配 1~3 穴,每穴放血数滴,每日 1 次,有泻热消肿的功效。

2) 含漱:用金银花、甘草、桔梗适量,或荆芥、菊花适量煎水含漱,每日数次,对局部有清洗脓液,消炎止痛的功效。

3) 吹药:可选用清热解毒,利咽消肿的中药粉剂吹入患处,每日数次。

4) 含服:可用清热解毒利咽中药含片或丸剂含服。

5) 雾化吸入:用清热解毒利咽的中草药煎水,雾化吸入,每日

1～2次。

6）针灸疗法

A. 体针：选合谷、内庭、曲池，配天突、少泽、鱼际，每次2～4穴，针刺，用泻法，每日1～2次。

B. 耳针：取扁桃体、咽喉、肺、胃、肾上腺，强刺激，留针10～20分钟，每日1次；或取扁桃体穴埋针，每日按压数次以加强刺激。虚证，取咽喉、肾上腺、皮质下、脾、肾等穴，用王不留行贴压，每日以中强度按压2～3次，以加强刺激。

C. 穴位注射：选脾俞、肩井、曲池、天突、孔最等，每次取一侧的1～3穴，每穴注射柴胡注射液或鱼腥草注射液2 mL。

2. 西医治疗

（1）抗生素治疗：首选青霉素，肌内注射或静脉给药。用药2～3天病情无好转者，应改用其他广谱抗生素，或酌用激素，可加用抗病毒药如吗啉双呱等。

（2）手术治疗：如反复发作，特别是已有并发症者，应在急性炎症消退后施行扁桃体切除术。

【预后与转归】

本病积极治疗预后较好，但是反复发作，缠绵难愈，扁桃体可成为病灶，能引起局部及全身多种并发症。局部并发症有耳胀、喉痹、喉痛等，全身并发症有低热、痹证、心悸、怔忡、水肿等。

【预防与调护】

（1）乳蛾急发者应彻底治愈，以免迁延日久，缠绵难愈。

（2）注意口腔卫生，及时治疗邻近组织疾病。

中西医结合耳鼻咽喉科临床手册

慢性扁桃体炎

【定义】

慢性扁桃体炎是临床最常见的疾病之一，在儿童多表现为腭扁桃体增生肥大，在成人多表现为炎性改变。目前病因未明，认为与自身变态反应、免疫功能低下有关，临床观察多由急性扁桃体炎反复发作或因隐窝引流不畅，其内细菌滋生繁殖而演变为慢性炎症。病理分型可分为增生型、纤维型、隐窝型三型。本病可诱发喉痹、痹证、水肿、心悸、怔忡等全身疾病。

本病属于中医学"乳蛾"范畴。

【诊断要点】

1. 临床表现

（1）常有受凉、疲劳、外感病史或咽痛反复发作史，每年急性发作5次以上。

（2）急骤发作者，咽痛剧烈，吞咽困难，痛连耳窍。全身可伴有畏寒、高热、头痛、食欲不振、乏力、周身不适等。小儿可有高热、抽搐、呕吐、神昏等症。迁延日久者，咽干痒不适，哽噎不利，或咽痛、发热反复发作。

（3）起病急骤者，喉核红肿，连及喉关，喉核上可有黄白色脓点，重者喉核表面腐脓成片，但不超出喉核范围，且易拭去，颌下有臀核。迁延日久可见喉关黯红，喉核肥大或干瘪、表面凹凸不平，色黯红，上有白星点，挤压喉核，有白色腐物自喉核隐窝口溢出。

2. 辅助检查　口咽部检查可见口咽部黏膜黯红；扁桃体肥大、表面凹凸不平，色黯红，上有白星点；挤压扁桃体，有干酪样分泌物自隐窝口溢出。

【鉴别诊断】

1. **生理性扁桃体肥大** 多见于青少年和儿童,多无自觉症状,扁桃体表面光滑,无充血,隐窝口无分泌物潴留,触之柔软,与周围组织无粘连。

2. **隐性扁桃体结核** 须做病理检查方可确诊。扁桃体结核可为颈淋巴结核的原发病灶。

3. **恶性肿瘤、淋巴肉芽肿和白血病引起的扁桃体肿大** 发展迅速,可为一侧性。若扁桃体肿大而有溃疡,须考虑恶性肿瘤的可能。

4. **扁桃体角化症** 慢性隐窝型扁桃体炎其隐窝口处的脓栓柔软,可以挤出或拭去,在角化症中,则角化物坚硬,附着牢固,用力拉之,常连同邻近组织取下,遗留出血创面。

【治疗】

1. 中医治疗

(1) 辨证论治

1) 风热外袭,肺经有热证:病初起咽喉干燥灼热,疼痛逐渐加剧,吞咽时更重。全身见头痛,发热,微恶风,咳嗽。舌质红,苔薄黄,脉浮数等。检查见喉核红肿,连及喉关,喉核表面有少量黄白色腐物。

治法:疏风清热,利咽消肿。

方药:疏风清热汤加减。

2) 邪热传里,肺胃热盛证:咽部疼痛剧烈,连及耳根,吞咽困难,痰涎较多。全身症见高热,口渴引饮,咳嗽痰黄稠,口臭,腹胀,便秘溲黄。舌质红,苔黄厚,脉洪大而数。检查见喉核红肿,有黄白色脓点,甚者喉核表面腐脓成片,咽峡红肿,颌下有臖核。

治法:泻热解毒,利咽消肿。

方药:清咽利膈汤加减。

若咳嗽痰黄稠,颌下有臖核,可加射干、瓜蒌、贝母以清化热痰

中西医结合耳鼻咽喉科临床手册

而散结;持续高热,加石膏、天竺黄以清热泻火,除痰利咽;若喉核腐脓成片,加入马勃、蒲公英等以祛腐解毒;肿痛甚者可含服六神丸,以清热解毒、消肿止痛。

3) 肺肾阴虚,虚火上炎证:咽部干燥,微痒微痛,哽噎不利,午后症状加重。全身可见午后颧红,手足心热,失眠多梦,或干咳痰少而黏,耳鸣眼花,腰膝酸软,大便干。舌质干红少苔,脉细数。检查见喉核肿大或干瘪,表面不平,色潮红,或有细白星点,喉核被挤压时,有黄白色腐物自隐窝口内溢出。

治法:滋润肺肾,清利咽喉。

方药:百合固金汤加减。

偏于肺阴虚者,宜用养阴清肺汤加减;偏于肾阴虚者,宜用六味地黄汤加玄参、桔梗之类。

4) 脾胃虚弱,喉核失养证:咽干痒不适,异物哽阻感,咳嗽痰白。胸脘痞闷,易恶心呕吐,口淡不渴,大便不实。舌质淡,苔白腻,脉缓弱。检查见喉核淡红或淡暗,肥大,溢脓白黏。

治法:健脾和胃,祛湿利咽。

方药:六君子汤加减。

若喉核肿大不消,加浙贝母、生牡蛎。

5) 痰瘀互结,凝聚喉核证:咽干涩不利,或刺痛胀痛,痰黏难咯,迁延不愈。全身症状不明显。舌质暗有瘀点,苔白腻,脉细涩。检查见喉关黯红,喉核肥大质韧,表面凹凸不平。

治法:活血化瘀,祛痰利咽。

方药:会厌逐瘀汤合二陈汤加减。

喉核黯红,质硬不消,加昆布、莪术;复感热邪,溢脓黄稠,加黄芩、蒲公英、车前子等。

(2) 其他疗法

1) 灼烧法:使用小烙铁,在酒精灯上加热烙铁头后,涂蘸香油,在约90℃内触烙喉核游离缘0.5秒,每次烙3下,每2日1次,共烙7~10次即可治疗结束,喉核变化,为低温物理刺激作用。

2）火烙法：应用小烙铁，在酒精灯上烧红烙铁头后，涂蘸香油，在300℃高温下立即烙烧喉核突出部，每次烙10下，每日1次，共烙20次，直到喉核突出部逐渐缩小变平，消失为止。

3）啄治法：用扁桃体手术刀，在扁桃体上做雀啄样动作，每侧4～5下，伴少量出血，以吐2～3口血为度，2～3日1次，5次为1个疗程，一般不超过3个疗程。治疗后喉核不改变，起到放血排脓，疏导瘀阻，使邪热外泄，脉络疏通，瘀血祛散的作用。

4）刺血法：应用毫针，点刺喉核表面2～3针，耳背静脉1针放血，亦可选配点刺耳尖穴、少商穴、商阳穴放血，每次选配1～3穴，每穴放血数滴，每日1次，有泻热消肿的功效。

5）含漱：用金银花、甘草、桔梗适量，或荆芥、菊花适量煎水含漱，每日数次，对局部有消炎止痛的功效。

6）吹药：可选用清热解毒，利咽消肿的中药粉剂吹入患处，每日数次。

7）含服：可用清热解毒利咽中药含片或丸剂含服。

8）雾化吸入：用清热解毒利咽的中草药煎水，雾化吸入，每日1～2次。

9）针灸疗法

A. 体针：实热证，选合谷、内庭、曲池，配天突、少泽、鱼际，每次2～4穴，针刺，用泻法，每日1～2次；虚证，选太溪、鱼际、三阴交、足三里，平补平泻，留针20～30分钟，每日1次。

B. 耳针：实热证，取扁桃体、咽喉、肺、胃、肾上腺，强刺激，留针10～20分钟，每日1次；或取扁桃体穴埋针，每日按压数次以加强刺激。虚证，取咽喉、肾上腺、皮质下、脾、肾等穴，用王不留行贴压，每日以中强度按压2～3次，以加强刺激。

C. 穴位注射：实热证者，选脾俞、肩井、曲池、天突、孔最等，每次取一侧的1～3穴，每穴注射柴胡注射液或鱼腥草注射液2 mL。

10）擒拿：实热证而见咽痛剧烈，吞咽困难，汤水难下者，可用擒拿法以泻热消肿止痛。

2. 西医治疗

(1) 手术治疗：手术是根治本病的有效方法,但是应严格掌握手术适应证。尤其是儿童,更应严格掌握。已成为病灶者,在充分控制炎症及改善全身状况的基础上,应及早手术治疗。

扁桃体切除术即将全扁桃体及其被膜一并切除,是治疗慢性扁桃体炎的较好方法,分为挤切法和剥离法两种。前者适用于儿童,后者多用于成人。

根据美国 2011 年版《儿童扁桃体切除术临床实践指南》中扁桃体切除 Paradise 标准:① 咽喉感染发作的最小频率为过去 1 年发生次数≥7 次,或在过去 2 年平均每年发生的咽喉感染≥5 次,或在过去 3 年平均每年发生的咽喉感染≥3 次;② 临床特点包括体温>38.3℃,颈部淋巴结肿大(淋巴结直径>2 cm),或扁桃体有渗出物,或 A 组 β 溶血性链球菌培养阳性;③ 证实或怀疑采用了抗生素常规剂量治疗;④ 医疗记录有链球菌感染,有每次感染时临床症状的病情记录,如果没有医疗记录,随后观察的咽喉感染发作次数为 2 次且病史与临床特征一致。

随机对照试验的研究证实,对不符合上述采用扁桃体切除术适应证的经常性咽喉感染患儿,只要符合以下修正因素仍可采用扁桃体切除术。修正因素包括:多种抗生素过敏和(或)不耐受;周期性发热、口疮性口腔炎、咽炎、淋巴结炎综合征(PFAPA 综合征);扁桃体周围脓肿病史。

扁桃体切除术的不切实的手术指征包括:慢性扁桃体炎、热性惊厥、低沉的讲话、口臭、牙齿错合畸形、扁桃体肥大、原因不明的扁桃体炎、或慢性咽喉炎感染。临床医师应全面评估手术利弊,再决定是否行手术治疗。

扁桃体切除术禁忌证:① 急性扁桃体炎发作后不满 2 周,通常在发作后 2～3 周施行手术较为合适;② 造血系统疾病及凝血功能减退者,除有条件施行周密的术前检查和正确的术前、术后治疗者外,均属禁忌;③ 显著的高血压患者(若无其他严重的全身疾病,高血压又已得到控制,局部麻醉药物中不加用肾上腺素,则非手术的绝对禁忌证);心脏有严重疾病,且代偿功能不良者;④ 老人及 4 岁以下儿童,如无特殊情况不施行扁桃体切除术;⑤ 妇女月经期间或月经前 3～5 日内;⑥ 干燥性咽炎患者,除非扁桃体病变严重,最好不行手术,因手术后症状常加重。尤其是误将扁桃体上窝内的 Weber 腺(舌的管状黏液腺)切除者,术后可引起咽干。

总之,既反对不论有无适应证,一概加以切除的"手术无害论",也要反对对慢性发炎的扁桃体采取姑息治疗的态度。对于病灶性扁桃体,要结合具体情况加强术前及术后的应对措施。

(2) 非手术治疗

1) 参加体育锻炼,增强体质和抗病能力。对于不宜施行手术的儿童尤其重要。

2) 其他如扁桃体隐窝的吸引和注洗法、深度 X 线照射法等远期疗效尚待观察。

【预后与转归】

慢性扁桃体炎反复发作,缠绵难愈,扁桃体可成为病灶,能引起局部及全身多种并发症。局部并发症有耳胀、喉痹、喉痈等,全身并发症有低热、痹证、心悸、怔忡、水肿等。故应积极治疗。

【预防与调护】

注意口腔卫生,及时治疗邻近组织疾病。

中西医结合耳鼻咽喉科临床手册

咽部脓肿

【定义】

咽部脓肿多为细菌经口、鼻、咽部炎症扩散蔓延，或经淋巴或血行扩散至扁桃体周围隙、咽后隙、咽旁隙等各间隙引起的化脓性炎症，分为扁桃体周围脓肿、咽后脓肿、咽旁脓肿。

本病属于中医学"喉痈"范畴，指因脏腑蕴热，复感邪毒，内外热毒搏结而发生于咽喉及其邻近部位的痈肿，发展迅速，可危及生命。以喉关痈、会厌痈为常见，多发于青壮年。里喉痈多见于3岁以下的婴幼儿。

由于发病部位不同，各种脓肿均有其不同的症状特点及体征，据此可做出相应的诊断。

一、扁桃体周围脓肿

好发于青壮年，平均年龄20～35岁，儿童和老人较少见。

【诊断要点】

1. 临床表现

（1）多有慢性扁桃体炎发作史，或咽部创伤染毒史。

（2）慢性扁桃体炎发病数日后发热持续或加重，一侧咽痛剧烈，吞咽时尤甚，痛引耳窍，吞咽困难，口涎外溢，言语含糊，似口中含物，汤水易从鼻中呛出，甚则张口困难。

（3）急重病容，张口时表情痛苦，头偏向一侧，患侧腭舌弓上方红肿隆起，软腭红肿，悬雍垂水肿，并偏向对侧；或患侧腭咽弓红肿，喉核被推向前下方。患处红肿高突，触之有波动感，示已成脓，此时穿刺可抽出脓液。

2. **辅助检查** 血常规提示外周血白细胞总数升高,中性粒细胞比例增高。

【鉴别诊断】

1. **咽旁脓肿** 咽部黏膜轻微充血,患侧颈部放射性疼痛剧烈,伴有压痛,患侧咽侧壁连同扁桃体被推向中线,但扁桃体本身无明显改变。

2. **真牙冠周炎** 多发生于阻生的下颌真牙周围,牙冠上覆盖的牙龈红肿明显,触痛剧烈,挤压时有脓液溢出,炎症波及腭舌弓,可发生吞咽和张口困难,但一般不累及扁桃体及悬雍垂。

3. **咽后脓肿** 脓肿凸起于咽后壁一侧,软腭、腭咽弓不见充血或稍充血,呼吸困难明显,发声含混不清。

二、咽 后 脓 肿

多发于 3 个月至 3 岁的婴幼儿,半数以上病例发生于 1 岁以内。

【诊断要点】

1. **临床表现**

(1) 可有感冒或咽部异物及外伤后染毒史。

(2) 发病较急,畏寒,高热,咳嗽,咽痛拒食,吞咽困难,吸奶时啼哭或呛逆,严重者可致呼吸困难,鼾声大,易惊醒。

(3) 急性病容,咽后壁一侧隆起,黏膜红肿;脓肿较大者,可将患侧腭咽弓及软腭向前推移。患侧颌下臖核肿大,压痛明显。

2. **辅助检查** 血常规提示外周血白细胞总数升高,中性粒细胞比例增高。颈侧位 X 线片,可见咽后壁隆起之软组织阴影,有时尚可见液平面。

【鉴别诊断】

1. **扁桃体周脓肿** 有急性扁桃体炎病史,脓肿多位于扁桃体前上方,扁桃体充血,被推向内下方,患侧腭咽弓及软腭部明显红肿突出,悬雍垂也红肿,被推向对侧,颈侧肿胀一般不明显。

2. **咽旁脓肿**　咽部黏膜轻微充血,患侧颈部放射性疼痛剧烈,伴有压痛,患侧咽侧壁连同扁桃体被推向中线,但扁桃体本身无明显改变。

3. **口底化脓性蜂窝织炎**　初起为患侧颌下三角区肿胀,病侧舌下区后部黏膜水肿潮红,可有张口困难及吞咽疼痛。病变发展,蔓延及口底各间隙包括颌下、舌下区发生广泛的肿胀,水肿可波及上颈部,口底肿胀致舌体抬高,口半张状,言语、吞咽均感困难,局部触诊如木板。

4. **咽后肿瘤**　如咽后型颈内动脉瘤,起病缓慢,无急性感染征,触诊有助于诊断。

5. **颈椎畸形**　亦可引起咽后壁一侧凸起,触诊即可区别。

三、咽 旁 脓 肿

【诊断要点】

1. 临床表现

(1) 可有慢性扁桃体炎、扁桃体周围脓肿、咽后脓肿或咽旁组织损伤史。

(2) 咽痛及颈侧剧烈疼痛,吞咽障碍,言语不清,张口困难。全身可伴高热,畏寒,食欲不振,头痛,乏力等。

(3) 急重病容,颈部僵直,患侧颈部、颌下肿胀,明显压痛,成脓后可有波动感,穿刺可抽出脓液。患侧喉核及咽侧壁向咽中线凸起,但喉核不红肿。

2. **辅助检查**　血常规提示外周血白细胞总数升高,中性粒细胞比例增高。颈部 B 超及 CT 检查可见液化腔,X 线检查可见咽侧软组织阴影加宽。

【鉴别诊断】

1. **扁桃体周围脓肿**　有急性扁桃体炎病史,脓肿多位于扁桃体前上方,扁桃体充血,被推向内下方,患侧腭咽弓及软腭部明显红肿凸出,悬雍垂也红肿,被推向对侧,颈侧肿胀一般不明显。

2. 咽后脓肿 脓肿凸起于咽后壁一侧,软腭、腭咽弓不见充血或稍充血,呼吸困难明显,发声含混不清。

3. 咽旁肿瘤 起病隐匿,初起可无症状或症状轻微,至溃疡出现,则有显著咽痛、口臭、或吐出血性分泌物等;晚期可出现消瘦、衰竭等恶病质表现。

【治疗】

本病的主要特征是咽喉剧烈疼痛,局部红肿、化脓。其病变进程均可分为酿脓期、成脓期、溃脓期。是否成脓乃辨证之关键,及时采取排脓治疗,对缩短病程至关重要。

1. 中医治疗

(1)辨证论治

1)外邪侵袭,热毒搏结证:喉痈初起,咽痛逐渐加重,吞咽不利,吞咽时疼痛尤甚。发热恶寒,头痛,周身不适,口干,咳嗽痰多,小便黄。舌质红,苔薄黄,脉浮数。检查可见患处黏膜色红漫肿或颌下肿胀,触之稍硬。

治法:疏风清热,解毒消肿。

方药:五味消毒饮加减。

2)热毒困结,化腐成脓证:咽痛剧烈,胀痛或跳痛,痛引耳窍;吞咽困难,口涎外溢;或张口困难,言语不清,如口中含物;或咽喉阻塞,吸气难入。伴高热,头痛,口臭口干,便结溲黄。舌质红,苔黄厚,脉洪数有力。检查可见患处红肿高凸,或隆起顶部红里泛白,触之有波动感,穿刺可抽出脓液。颌下有臖核。

治法:泻热解毒,消肿排脓。

方药:仙方活命饮加减。

红肿痛甚,热毒重者,加蒲公英、连翘、紫花地丁以增清热解毒之力;高热伤津者,去白芷、陈皮,重用天花粉,加玄参;便秘者加大黄;痰涎壅盛者,可加僵蚕、胆南星等以豁痰消肿。若热毒侵入营血,扰乱心神,出现高热烦躁、神昏谵语者,应以清营凉血解毒为主,可用犀角地黄汤,并选加安宫牛黄丸、紫雪丹以开窍安神。若有痰鸣气急、呼吸困难,按急喉风处理,必要时行气管切开术,以保持呼吸道通畅。

3) 气阴耗损,余邪未清证:咽痛逐渐减轻,身热已平,红肿始退,咽干口渴,倦怠乏力,懒动少言。舌质红或淡红,苔薄黄而干,脉细数。检查见患处红肿凸起已平复,黏膜色红欠润,或溃口未愈合。

治法:益气养阴,清解余毒。

方药:沙参麦冬汤加减。

可加太子参以加强本方益气生津之功;加金银花、蒲公英以清解余毒。

(2) 其他疗法

1) 吹药:可用清热解毒、消肿止痛的中药喷剂吹喉关红肿处,每日数次。

2) 含服:可用清热解毒、利咽止痛的中药含片、滴丸含服。

3) 含漱:可用金银花、桔梗、甘草煎水或用内服中药渣再煎之药液,冷后频频含漱。

4) 蒸汽吸入:可用清热解毒、消肿止痛的中药注射剂,做蒸汽吸入。

5) 外敷:颌下肿痛明显者,可用紫金锭或如意金黄散,以醋调敷,每日 1 次;亦可用木芙蓉叶 60 g,红糖 6 g,捣烂外敷肿痛处。

6) 排脓:喉痈脓成之后,应及时排脓。先行穿刺抽脓,再切开排脓;里喉痈应采取仰卧垂头位,并在做好抽吸痰液及气管切开器械准备的条件下进行,以防脓肿突然破裂,脓液涌入气道,导致窒息。

7) 针灸疗法

A. 体针:咽喉肿痛甚者,针刺合谷、内庭、太冲等穴以消肿止痛,用泻法,每日 1 次。张口困难者,针刺患侧颊车、地仓穴,以使牙关开张。

B. 针刺放血：痈肿未成脓时,可酌情用三棱针于局部黏膜浅刺5~6次,或用尖刀轻轻划痕使其出血,以泻热消肿止痛。高热者,用三棱针刺少商、商阳或耳尖,每穴放血数滴,以泻热解毒。

2. 西医治疗

（1）脓肿形成前：应用足量抗生素及适量糖皮质激素控制炎症。

（2）脓肿形成后：一经确诊,及早施行切开排脓。

【预后与转归】

绝大多数患者经恰当治疗,排出脓液后,疮口愈合而痊愈,预后良好。极少数患者因体质虚弱,或未及时有效的治疗等原因,脓毒蔓延,可伴发急喉风;或热入营血,热盛动风;或侵蚀破坏脉络导致大出血等危症。

【预防与调护】

（1）锻炼身体,增强体质,冷暖适宜,预防外邪侵袭。

（2）积极治疗咽喉部急、慢性疾病,保持口腔卫生

（3）适当多饮水,注意休息,吞咽困难者,宜进半流或全流饮食,以养护胃气。忌食辛辣炙煿、醇酒厚味。

（4）积极治疗,严密观察病情变化。脓已成应及时排脓,保持引流通畅,并适时做好气管切开的准备。

鼻 咽 炎

【定义】

鼻咽炎是指鼻咽部黏膜、黏膜下组织的非特异性炎症，常累及鼻咽部淋巴组织。根据病程可分为急性鼻咽炎、慢性鼻咽炎。前者发于婴幼儿时较重，而成人与较大儿童的症状较轻，多表现为上呼吸道感染的前驱症状。后者是一种病程发展缓慢的慢性炎症，常与邻近器官或全身的疾病并存，多为急性鼻咽炎反复发作或失治误治，鼻腔及鼻窦炎症时分泌物刺激，日久迁延所致。

本病属于中医学"伤风鼻塞""风热喉痹"等范畴。

【诊断要点】

1. 急性鼻咽炎

（1）临床表现

1）婴幼儿全身及局部症状较成人及较大年龄儿童明显，可见高热、呕吐、腹痛、腹泻及脱水表现，严重者可出现脑膜刺激征及全身中毒症状。局部症状为鼻塞、流涕，鼻塞严重时可出现张口呼吸及吮乳困难，鼻涕为水样涕或黏脓性。且常伴有鼻咽部干燥或烧灼感及头痛。

2）颈部淋巴结可肿大并有压痛。咽后壁可有黏脓自鼻咽部流下，鼻咽黏膜弥漫性充血肿胀，腺样体尤甚，表面附有黏脓性分泌物。

（2）辅助检查：纤维鼻咽镜检查见黏膜弥漫性充血、水肿，多以咽扁桃体处为甚，并有黏脓性分泌物附着。

本病婴幼儿因难以配合检查，鼻咽部不易窥见，且多表现为较重的全身症状,早期易误诊为急性传染病及其他疾病,待局部症状明显时才考虑到本病,故婴幼儿出现鼻塞、流涕,伴发热等全身症状时,应考虑本病的可能。成人和较大儿童,因局部症状明显,检查配合,在间接鼻咽镜及纤维鼻咽镜下较易看清鼻咽部病变情况,诊断不难。

2. 慢性鼻咽炎

(1)临床表现

1)鼻咽部干燥、灼热感,鼻咽部有黏稠分泌物,经常想将之咳出或倒吸,故见频繁咳痰或吸痰,可见声嘶及头痛,头痛多为头枕部钝痛、放射痛。

2)鼻咽黏膜充血、增厚,表面有黏脓性分泌物或厚痂附着。咽侧索可红肿,特别在扁桃体已切除后的患者,是为代偿性增生肥厚,全身症状不明显。

(2)辅助检查:纤维鼻咽镜检查见黏膜弥漫性充血、水肿,多以咽扁桃体处为甚,并有黏脓性分泌物附着。

【鉴别诊断】

本病需与早期鼻咽部恶性肿瘤相鉴别。如有痰中带血,特别是晨起擤鼻时第一口痰中带血,或有耳鸣、耳闷、颈淋巴结肿大等,应注意排除鼻咽部恶性肿瘤。鼻咽部活检有助于诊断。同时,应注意排除癌前病变。

【治疗】

本病在急性期中医辨证施治应该予以清热解毒,消肿利咽;慢性鼻咽炎以辨证论治为主,适当配合局部用药。

1. 中医治疗

(1)辨证论治

1)风热侵袭证:鼻咽部干燥不适,干咳少痰,鼻塞,流涕,质黏白或黄稠。伴发热头痛,周身不适,耳痛耳闷。舌边尖红,苔薄黄,脉浮数。检查见鼻咽黏膜红肿,表面可见分泌物附着。

治法:疏风清热,解毒利咽。

方药：疏风清热汤加减。

若流涕色黄，加鱼腥草、黄芩；咽痒、咳嗽者加枇杷叶、紫菀、款冬花；鼻阻较甚者，加辛夷、苍耳子、蝉蜕以通利鼻窍。

2) 肺胃热壅证：鼻咽部干痛灼热，咳嗽痰稠不易咯出，鼻塞不通，流黄脓涕，张口呼吸。伴发热头痛，呕吐腹泻，颈项强直。舌红，苔黄，脉洪数。检查见鼻咽黏膜弥漫性红肿，表面可见脓性分泌物附着。

治法：清泄肺胃，解毒利咽。

方药：清咽利膈汤加减。

若咳嗽痰黄，颈部淋巴结肿大，加射干、瓜蒌仁、夏枯草；高热者加水牛角、大青叶；鼻咽痛甚加蒲公英、山豆根、马勃。

3) 阴虚失濡证：鼻咽部干灼，隐隐作痛，咽痒干咳，午后加重，涕或痰中带血。伴五心烦热，失眠，手足心热，腰膝酸软，头晕。舌质红，少苔，脉细或细数。检查见鼻咽黏膜充血少津，薄亮如镜，或黏膜粗糙，有溃疡。

治法：滋养肺肾，降火利咽。

方药：肺阴虚者，宜养阴清肺，以养阴清肺汤加减治之；肾阴虚者，宜滋阴降火，清利咽喉，方选六味地黄丸加减。若咽部干燋热痛较甚，大便干结，此为虚火亢盛，宜加强降火之力，宜用知柏地黄汤加减治疗。

（2）其他疗法

1) 针灸疗法

A. 体针：咽喉肿痛甚者，针刺合谷、列缺、尺泽、人迎、曲池、足三里、内关等，每取 2～3 穴，根据病情用补法或泻法，每日 1 次。

B. 针刺放血：鼻咽黏膜红肿较甚，在耳背浅小静脉处用三棱针刺破放血数滴；高热不退者，于少商、商阳点刺出血数滴。

C. 穴位注射：选人迎、扶突、水突等穴，注射鱼腥草注射液、丹参注射液、维生素 B_1 等，每穴注射 0.5～1 mL，隔日 1 次，5～10 次为 1 个疗程。

2）局部治疗

A. 滴鼻：急性期可用1％呋麻滴鼻液，亦可用中药制剂50％鱼腥草注射液、滴鼻灵滴鼻，每日2～3次。

B. 蒸汽吸入：可用清热解毒、通利鼻窍如板蓝根、连翘、野菊花、蒲公英等煎中药液做蒸汽吸入或过滤后超声雾化吸入。

C. 鼻咽涂药：慢性鼻咽炎患者，可于鼻咽涂药。用咽拭子蘸1％碘甘油或1％硫酸锌液涂擦鼻咽部，每日1次，可连用2～3周。也可用5％～10％硝酸银涂擦鼻咽部，每周2～3次。

2. 西医治疗

（1）急性鼻咽炎：全身及局部治疗。根据药敏试验选取相应抗生素或选用广谱抗生素，首选青霉素或头孢类抗生素肌内注射或静脉滴注，对病情严重者，须采取静脉给药途径，足程足量；适当应用糖皮质激素，以及时控制病情，防治并发症的发生。局部治疗多用0.5％～1％麻黄碱或0.05％羟甲唑啉滴鼻剂、复方薄荷油滴鼻剂滴鼻，以利鼻腔引流、减轻鼻塞症状，缓解鼻咽部黏膜干燥。

支持疗法：卧床休息，饮用新鲜果汁和温热饮料，补充维生素及退热剂的应用。局部可用生理盐水冲洗鼻腔，每日早晚各1次，冲洗后予相应鼻腔局部药物喷鼻。

如本病反复发作，在已控制炎症的基础上可考虑行腺样体切除术。

（2）慢性鼻咽炎：因其常与邻近器官或全身疾病并存，故治疗上应寻找病因然后予以对因治疗。局部可用1％氯化锌液涂擦，每日1次，连续2～3周；应用5％～10％硝酸银涂抹鼻咽部，每周2～3次；还可使用生理盐水冲洗鼻腔，每日早晚各1次；复方薄荷油滴鼻剂滴鼻，每日2～3次，缓解鼻咽部黏膜干燥；也可应用微波及超短波电疗等物理疗法，以改善症状。

【预后与转归】

急性鼻咽炎成人和较大儿童预后良好。婴幼儿患者可因其并

中西医结合耳鼻咽喉科临床手册

发症或全身中毒症状过重而有生命危险。急性鼻咽炎反复发作或失治误治可发展为慢性鼻咽炎。

【预防与调护】

（1）锻炼身体，增强体质，预防感冒，多饮水，提高机体抵抗力。

（2）积极治疗邻近器官的疾病如鼻炎、咽炎等。

（3）合理饮食，减少甜食及油腻食物，忌食辛辣炙煿，以免损伤脾胃，酿生痰湿。

（4）避免或减少"二手烟"的摄入，以免刺激鼻腔黏膜。

腺样体肥大

中西医结合耳鼻咽喉科临床手册

【定义】

腺样体即咽扁桃体,位于鼻咽顶后壁中线处,为咽淋巴内环组成部分。正常生理情况下,儿童 2～6 岁增生显著,6～7 岁发育至最大,10～12 岁后逐渐萎缩,成人基本消失。若腺样体增生肥大,并引起相应症状者,称为腺样体肥大。本病多见于儿童,且常合并有慢性扁桃体炎,与分泌性中耳炎密切相关。最大的危害是导致儿童阻塞性睡眠呼吸暂停低通气综合征。

本病无确切相应中医病名,但《灵枢·忧恚无言》中有"颃颡者,分气之所泄也……人之鼻涕不收者,颃颡不开,分气失也"的记载,其特点与本病类似,故可参考"颃颡闭塞"或"颃颡不开"辨证施治。

【诊断要点】

1. 临床表现

(1)鼻部症状:鼻塞、流涕、张口呼吸、闭塞性鼻音等症状。此外,长期用力经鼻呼吸可导致鼻翼萎陷,前鼻孔狭窄。

(2)咽喉及下呼吸道症状:张口呼吸、打鼾等,本病是儿童睡眠呼吸暂停低通气综合征(OSAHS)最常见的病因之一。据最新版睡眠障碍国际分类报告儿童患病率为 1‰～4‰。并且由于分泌物向下流并刺激呼吸道黏膜,可出现咳嗽、咳痰,易并发支气管炎,可伴低热、下颌角淋巴结肿大。

(3)耳部症状:腺样体肥大或咽鼓管口淋巴组织增生均可导致堵塞咽鼓管咽口,引起该侧的分泌性中耳炎,出现传导性聋或耳鸣,有时还可引起化脓性中耳炎,耳部症状有时为腺样体肥大的首发症状。

（4）腺样体面容：长期鼻塞和张口呼吸,可导致面部发育障碍,如上颌骨变长、硬腭高拱、上切牙突出、牙列不齐,导致咬合不良、下颌下垂、唇厚、上唇上翘、下唇悬挂,且多伴鼻中隔偏曲,加上精神萎靡,面部表情淡漠,面容呆板,即所谓"腺样体面容"。

（5）全身症状：主要为慢性中毒及反射性神经症状。鼻咽分泌物常被患儿咽入胃中,引起胃肠活动障碍,导致儿童厌食、消化不良、呕吐、发育差、鸡胸、营养不良,或出现消瘦、贫血、低热、反应迟钝、注意力不集中、头痛、夜惊、多梦、遗尿、磨牙、注意力不集中及性情烦躁等症状。

（6）本病成人患者极少。在成人,多表现为鼻咽干燥感、异物感,喜反复吸时咳吐（分泌物附着于鼻咽,不易吸出或擤出）常为其主诉。全身症状不明显。

（7）腺样体面容为本病的典型特征,口咽部常见黏脓液从鼻咽流下,腭扁桃体肥大。咽部黏膜充血,咽后壁可附有脓性分泌物。鼻咽顶及后壁有明显增生肥厚的分叶状淋巴组织,形如半个剥了皮的橘子。鼻咽部指诊,可扪及柔软块状物。从前鼻镜检查时,少数患儿也可通过后鼻孔窥见肿大的腺样体下垂,与软腭背面相接触,或其间仅有少许空隙。

3. 辅助检查

（1）电子显微鼻咽镜检查：可见鼻咽顶后壁分叶状淋巴组织,可有5~6条深纵槽,槽中有时可见脓液或碎屑。Ⅰ度阻塞：腺样体阻塞后鼻孔25%以下；Ⅱ度阻塞：腺样体阻塞后鼻孔26%~50%；Ⅲ度阻塞：腺样体阻塞后鼻孔51%~75%；Ⅳ度阻塞：腺样体阻塞后鼻孔76%~100%。Ⅲ度以上伴有临床症状为腺样体肥大。

（2）鼻咽侧位 X 线及 CT、MRI 检查：可判断腺样体部位、形状、大小,判定鼻咽气道阻塞程度。观察临近骨质,有助于与鼻咽部肿瘤的鉴别诊断。以腺样体最突出点至颅底骨面的垂直距离为腺样体厚度 A,硬腭后端至翼板与颅底交点间的距离为鼻咽顶的宽度 N,A/N≤0.60 属正常范围;A/N 为 0.61～0.70 属中度肥大;A/N≥0.71 即为病理性肥大。

【鉴别诊断】

1. 鼻咽纤维血管瘤　好发于青少年。肿瘤生长缓慢,色红,大小不一,表面呈结节状,质地较硬。临床常表现为反复鼻腔和口腔大量出血,肿瘤堵塞后鼻孔导致鼻塞,压迫咽鼓管咽口引起耳鸣及听力下降,压迫三叉神经引起三叉神经痛和耳内放射性疼痛。侵入眼眶可发生眼球移位,运动受限等。鼻咽镜检查时可见表面光滑圆形或呈结节状的肿物,色淡红,表面有明显血管纹,有时可见肿瘤侵入鼻腔或推压软腭突出于口腔。触诊,典型者质坚硬如骨,不能移动,可触之根部在颅底,与周围组织可有粘连,但血管成分较多者,则质较软。

2. 鼻咽部恶性肿瘤　鼻咽部可见较大肿物堵塞,生长迅速,鼻咽镜检查可见外形呈结节型、菜花型、浸润型、溃疡型及黏膜下型五种形态,可有淋巴结转移,病理组织学检查为确诊的主要依据。

【治疗】

手术是治疗本病的有效方法,由于儿童腺样体在青春期后会逐渐消失,症状得以自行缓解,故应掌握好手术时机,如鼻咽阻塞症状严重,出现听力障碍,保守治疗效果不佳,并对心肺功能影响较大时,应尽早施行手术。如鼻咽阻塞不是十分严重,或患儿全身情况不适宜行手术治疗,也可先用中药治疗,促其肿胀消退或减轻,症状减轻,治疗过程中密切观察病情发展趋势,及时调整治疗方案。

1. 中医治疗

(1) 辨证论治

1) 肺脾气虚证:交替性、间断性鼻塞、流涕、质清稀或黏白,张

中西医结合耳鼻咽喉科临床手册

口呼吸,咳嗽,无痰或少量白痰,多汗、倦怠,气短懒言,声音低怯。平素怕风易感冒,注意力不集中,鼾眠,纳少腹胀,便溏。舌质淡胖,边有齿痕,苔薄白或白腻,脉缓弱。检查见腺样体肥大色淡,多伴有鼻黏膜苍白。

治法:健脾补肺,化痰散结。

方药:六君子汤合消瘰丸加减。

若流涕色黄,加鱼腥草、黄芩;咽痒、咳嗽者加桔梗、枇杷叶;鼻阻较甚者,加白芷、石菖蒲。

2) 气血瘀阻证:鼻塞日久,持续不减,少量白黏涕,咳嗽,咳少量白黏痰,张口呼吸,耳鸣,耳内胀闷,听力下降,精神萎靡,注意力不集中,鼾眠。舌质黯红或有瘀斑,脉涩。检查见腺样体过度肥大,可见腺样体面容。

治法:活血化瘀,行气通窍。

方药:会厌逐瘀汤加减。

如血瘀证明显著,加三棱、皂角刺、泽兰;腺样体过大者,加夏枯草;鼻塞不畅者,加白芷、防风;耳闭塞者,加柴胡、川芎。

3) 痰凝血瘀证:鼻塞日久,持续不减,痰涕黏稠,色黄,咳嗽,咳白黏痰,咽痛,尿床,听力下降,张口呼吸,鼾眠。舌质红或紫黯,苔腻,脉涩或滑。检查见腺样体肥大,表面凹凸不平,呈明显分叶状,色红或黯红,表面可附有分泌物。

治法:活血化瘀,散结开窍。

方药:导痰汤合桃红四物汤加减。

4) 肺肾阴虚证:交替性、间断性鼻塞,涕黄,量不多,颃颡不适,口咽干燥,偶有咽痛,咳嗽,少量黄黏痰,体弱多病,形体消瘦,学习能力差,张口呼吸,鼾眠,夜卧不宁。舌质红,少苔,脉沉细弱或细数。检查见腺样体肿大色红或黯红。

治法:滋补肺肾,滋阴清热。

方药:知柏地黄丸加减。

若鼻涕色黄量多,加陈皮、半夏、枳壳、瓜蒌、黄芩;鼻塞较甚者,加苍耳子、辛夷花。

(2) 其他疗法

1) 滴鼻:可用消肿通窍的中药液滴鼻以减轻鼻塞症状。

2) 蒸汽吸入:可用清热解毒、通利鼻窍的中药液做蒸汽吸入。

2. 西医治疗

(1) 保守治疗:生理盐水冲洗鼻腔,鼻塞甚者局部应用糖皮质激素,如糠酸莫米松鼻喷雾剂,每侧 1 喷,每日 1 次,以减轻黏膜水肿。若合并急、慢性鼻炎,鼻窦炎及某些急性传染病等,应积极治疗,避免形成恶性循环。

(2) 手术治疗:符合手术适应证者应及时行腺样体切除术。该手术一般在患儿 4～10 岁时施行为宜。但是,若腺样体肥大的患儿症状较重,如婴幼儿不能吮乳或听力差而妨碍其学习语言者,可考虑提早手术。

1) 腺样体切除手术适应证:

A. 腺样体肥大引起张口呼吸,打鼾,或有闭塞性鼻音者。

B. 腺样体肥大堵塞咽鼓管咽口,引起分泌性中耳炎,出现听力下降者;或导致化脓性中耳炎反复发作,久治不愈者。

C. 已形成"腺样体面容",并有消瘦、发育障碍者。

D. 腺样体肥大伴鼻腔、鼻窦炎反复发作,或上呼吸道感染频发者。

2) 腺样体切除手术禁忌证:与腭扁桃体切除术基本相同。有腭裂畸形者,因术后可能出现开放性鼻音,故也在禁忌证之列。

【预后与转归】

腺样体过大者,手术后语言的恢复较慢,须待咽部各肌肉功能改进后,才显进步。但已出现"腺样体面容"者,则难以恢复到正常水平。

【预防与调护】

(1) 锻炼身体,增强体质,预防感冒,避免接触过敏原。

(2) 合理饮食,减少甜食及油腻食物,忌食辛辣炙煿,以免助湿生痰。

（3）避免或减少"二手烟"的摄入，以免刺激鼻腔黏膜。

（4）控制体重。

急性会厌炎

【定义】

急性会厌炎是一种以声门上区会厌为主的急性炎症，又称急性声门上喉炎。主要表现为会厌及杓会厌襞的急性水肿伴有蜂窝织炎性变，可形成会厌脓肿。本病是喉科急重症之一，病情发展极快，死亡率甚高。成人、儿童均可发病，近年来，成人患者有增加趋势。全年均可发病，以早春、秋末发病者为多。

本病无明确中医病名，但根据其症状、体征可参考喉痈中的"会厌痈"进行中医辨证施治。

【诊断要点】

1. 临床表现

（1）起病急骤：病史很少超过6~12小时。

（2）全身中毒症状：重症者可见寒战、高热、全身酸痛不适、食欲减退，在小儿可迅速发生衰竭。

（3）吞咽困难：发生很快，重者饮水呛咳，张口流涎；轻者自觉有物梗塞于咽部，偶可发生张口困难。

（4）呼吸困难：以吸气性呼吸困难为主，伴有高音调吸气性呼吸困难及呼吸性鼾声。在小儿及成人的暴发型者病情发展极快，可迅速引起窒息。因声带常不受累，故一般无声嘶，仅见发声含糊不清。

（5）咽喉疼痛：吞咽时加剧，但咽部黏膜的色泽尚正常。

（6）急性病容，呼吸困难，会厌黏膜充血、肿胀（以舌面为甚），或水肿如球，多以一侧为重。有时一侧小角结节、杓会厌襞、会厌谷或口咽部也见受累,偶见伴有溃疡。如已形成会厌脓肿,则见局部隆起,上可见黄色脓点、脓头或溢脓小瘘。炎症累及会厌喉面者极少见。一旦累及,则呼吸困难更为严重。

一侧或两侧颈深淋巴结上群肿大伴压痛。

2. 辅助检查　可行间接喉镜检查或电子纤维喉镜检查;血常规可见白细胞总数增高;喉部侧位 X 线检查可见肿大的会厌,喉咽腔的阴影缩小,界线清楚。临床已确诊者,此项检查可省略,以免延误治疗及抢救时机。

【鉴别诊断】

1. 单纯喉水肿　因杓会厌襞及杓间区肿胀,常有喉部异物感及吞咽困难,喉镜检查可见喉黏膜弥漫性水肿、苍白、表面光亮,杓会厌襞肿胀如粗腊肠形,会厌肿胀明显。

2. 白喉　儿童多见,声嘶显著,面色苍白,精神萎靡,低热,全身中毒症状重,易发生喉阻塞,检查见较厚不易剥离的灰白色假膜,涂片可查到白喉杆菌。

【治疗】

1. 中医治疗

(1) 辨证论治

1) 外邪侵袭,热毒搏结证:咽痛逐渐加重,吞咽不利,吞咽时疼痛尤甚,发热恶寒,头痛,周身不适,口干,咳嗽痰多,小便黄。舌质红,苔薄黄,脉浮数。检查可见会厌黏膜色红漫肿或颌下肿胀,触之稍硬。

治法:疏风清热,解毒消肿。

方药:五味消毒饮加减。

2) 热毒困结,化腐成脓证:咽痛剧烈,胀痛或跳痛,痛引耳窍;吞咽困难,口涎外溢;或张口困难,言语不清,如口中含物;或咽喉阻塞,吸气难入。伴高热,头痛,口臭口干,便结溲黄。舌质红,苔黄厚,脉洪数有力。检查可见会厌红肿高突,或隆起,其上有黄色脓点、脓头或溢脓小瘘。颌下有臖核。

治法：泻热解毒，消肿排脓。

方药：仙方活命饮加减。

红肿痛甚，热毒重者，加蒲公英、连翘、紫花地丁、败酱草以增清热解毒之力；高热伤津者，去白芷、陈皮，重用天花粉，加石膏；便秘者加大黄；痰涎壅盛者，可加僵蚕、胆南星等以豁痰消肿。若热毒侵入营血，扰乱心神，出现高热烦躁、神昏谵语者，应以清营凉血解毒为主，可用犀角地黄汤，并选加安宫牛黄丸、紫雪丹以开窍安神。若有痰鸣气急，呼吸困难者，按急喉风处理，必要时行气管切开术，以保持呼吸道通畅。

3）气阴耗损，余邪未清证：咽痛逐渐减轻，身热已平，红肿始退，咽干口渴，倦怠乏力，懒动少言。舌质红或淡红，苔薄黄而干，脉细数。检查见会厌红肿突起已平复，黏膜色红欠润，或溃口未愈合。

治法：益气养阴，清解余毒。

方药：沙参麦冬汤加减。

可加太子参以加强本方益气生津之功；加金银花、蒲公英以清解余毒。

（2）其他疗法

1）含漱：可用金银花、桔梗、甘草煎水或用内服中药渣再煎之药液，冷后频频含漱。

2）蒸汽吸入：可用清热解毒，消肿止痛的中药注射剂，做蒸汽吸入。

3）外敷：颌下肿痛明显者，可用紫金锭或如意金黄散，以醋调敷，每日1次；亦可用木芙蓉叶60 g，红糖6 g，捣烂外敷肿痛处。

4）排脓：脓成之后，应及时排脓。需在做好抽吸痰液及气管切开器械准备的，以防脓肿突然破裂，脓液涌入气道，导致窒息。

5）针灸疗法

A. 体针：咽喉肿痛甚者，针刺合谷、内庭、太冲等穴以消肿止痛，用泻法，每日1次。张口困难者，针刺患侧颊车、地仓穴以使牙关开张。

B. 针刺放血：痈肿未成脓时，可酌情用三棱针于局部黏膜浅刺5～6次，或用尖刀轻轻划痕使其出血，以泻热消肿止痛。高热者，用三棱针刺少商、商阳或耳尖，每穴放血数滴以泻热解毒。

2. 西医治疗　治疗以保持呼吸道通畅及抗感染为原则。一般应将患者收入院观察治疗。

（1）控制感染

1）足量抗生素控制炎症：症状较轻者，青霉素为首选；症状较重或青霉素治疗效果不佳者可予头孢类抗生素治疗，并加用糖皮质激素以抗炎、减轻水肿。

2）切开排脓：如局部有脓肿形成时应进行切开排脓，有利于迅速控制感染，并可减少抗生素药物的用量，减轻毒血症，缩短病程。如感染灶尚未局限时，不可过早进行切开，以免炎症扩散。

（2）保持呼吸道通畅

1）氧气吸入：对神志清醒有轻度呼吸困难者，宜以每分钟2～3 L的流量及30%的浓度给氧。病情严重、缺氧明显，二度以上呼吸困难者，应适当增加每分钟氧流量及浓度。密切观察患者情况，如缺氧改善、心率下降、意识恶化或出现呼吸抑制等情况时，则应减少氧气流量和浓度，并尽早实施气管切开。

2）气管切开：是抢救本病危重病例的重要方法。有下述情况者，应尽早施行气管切开术：① 起病急骤，发展迅速，有呼吸困难者；② 病情严重，咽喉部分泌物多，有吞咽困难者；③ 会厌及杓会厌襞高度充血肿胀，经抗炎等治疗后，病情未见好转者；④ 婴幼儿及年老体弱、咳嗽功能较差者；⑤ 发生昏厥、休克或有严重并发症者。

【预后与转归】

本病经及时适当治疗，一般预后良好。小儿患者或极少数体质虚弱患者因治疗不及时，可并发急喉风危及生命。

【预防与调护】

（1）积极防治感冒及鼻腔、鼻窦、鼻咽、口腔疾病。

（2）注意休息，加强锻炼，增强体质。

（3）避免粉尘及有害化学气体的刺激。

（4）节制烟酒，少食辛辣炙煿之品及刺激性饮料。

中西医结合耳鼻咽喉科临床手册

急性喉炎

【定义】

急性喉炎是指喉黏膜及声带的急性炎症,为呼吸道常见急性感染性疾病之一,占耳鼻咽喉科疾病的 $1\%\sim2\%$,常继发于急性鼻炎及急性咽炎。男性发病率较高。发生于小儿者病情较严重。好发于冬春两季。

本病属于中医学"急喉瘖"范畴。

【诊断要点】

1. 临床表现

(1)多有受凉感冒或过度用声史,或喉部黏膜外伤史,或继发于急性鼻炎、急性咽炎或与两者同时发生。

(2)以声音嘶哑为主要症状。轻者,仅声音发毛、变粗或声音不扬;程度较重者,可有明显的声嘶,甚至完全失声。可伴有咽喉不适、喉痛、咳嗽有痰,重者可伴发热、畏寒、疲倦、食欲不振。

(3)局部检查喉黏膜弥漫性充血、水肿,以声带、室带、杓状软骨处显著,甚至可波及声门下腔,声带表面可有稀薄的黏液附着。随着炎症加重,分泌物可变为黏脓性。

2. 辅助检查 血常规初起可无变化,继之可见白细胞总数略有增高。

【鉴别诊断】

1. 急性声门下喉炎 多见于 3 岁以下儿童,声嘶较轻,具有典型的"空-空"样咳嗽,以声门下充血肿胀为主,可伴有发热及呼吸困难,全身症状较重。

2. 过敏性喉水肿　起病急,发病快,可因水肿部位的不同而出现声嘶、咽痛或呼吸困难等症。可见声带水肿,黏膜色淡。患者多有过敏史,或有过敏原接触史。白细胞计数多正常,但嗜酸粒细胞增加。

3. 白喉　儿童多见,声嘶显著,面色苍白,精神萎靡,低热,全身中毒症状重,易发生喉阻塞,检查见较厚不易剥离的灰白色假膜,涂片可查到白喉杆菌。

【治疗】

1. 中医治疗

(1) 辨证论治:本病初期多为实证,临床辨证多属风寒、风热或肺热壅盛,肺气不宣;病久则多为虚证或虚实夹杂证,临床辨证多属肺肾阴虚、肺脾气虚或血瘀痰凝,喉窍失养。治疗方面,在辨证用药的基础上应注意配合利喉开音法的运用。

1) 风寒袭肺,邪闭喉窍证:猝然声音不扬,甚则嘶哑,喉微痛微痒,咳嗽声重,发热,恶寒,头身痛,无汗,鼻塞,流清涕,口不渴。舌淡苔白,脉浮或浮紧。局部检查见喉黏膜微红肿,声带充血呈黯红色,表面粗糙干燥,声门闭合不全。

治法:疏风散寒,宣肺开音。

方药:六味汤加减。

可加紫苏叶、杏仁、蝉蜕宣肺开音。若咳嗽痰多,加半夏、白前以止咳祛痰;若表寒内热,可用麻杏石甘汤。

2) 风热犯肺,邪壅喉窍证:声音不扬,甚则嘶哑,喉痛不适,干痒而咳或咳吐少量黄痰,发热,微恶寒,头痛。舌边微红,苔薄黄,脉浮或浮数。局部检查见喉黏膜及声带充血肿胀,或黏膜下出血,声带表面可见少许黏液样分泌物。

治法:疏风清热,宣肺开音。

方药:疏风清热汤加减。

若痰黏难出者,可加瓜蒌皮、杏仁、天竺黄、前胡、竹茹以清热化痰。

3）过度用声,喉窍受损证:系因用声过度或不当,如大声说话、喊叫后,突然声嘶,咽部不适,舌脉可为常脉。局部检查见喉窍黏膜充血、干燥,闭合时有小间隙。

治法:活血化瘀,清利咽喉。

方药:桃红四物汤加减。

可酌加诃子、桔梗、蝉衣、甘草等。

（2）其他疗法

1）含服:选用具有清利咽喉作用的中药制剂含服,有助于消肿止痛开音。

2）蒸汽或超声雾化吸入:根据不同证型选用不同的中药水煎,取过滤药液做蒸汽吸入或超声雾化吸入,每次 15 分钟,每日 2 次。如风寒袭肺者,可用紫苏叶、香薷、蝉蜕等;风热犯肺或痰热壅肺者,可用柴胡、葛根、黄芩、生甘草、桔梗、薄荷等;肺肾阴虚者,可用乌梅、绿茶、甘草、薄荷等。

3）离子导入疗法:用红花、橘络、乌梅、绿茶、甘草、薄荷水煎取汁,做喉局部直流电离子导入治疗,每次 20 分钟,每日 1 次,有利喉消肿开音的作用,适用于各证型喉瘖。

4）中药茶:取金银花、麦冬各等量,胖大海 1 枚,泡茶频饮。

5）针灸疗法

A. 针刺:可采用局部与远端取穴相结合的方法。局部取穴:天突、上廉泉、天鼎、扶突,每次取 2～3 穴。远端取穴:可取合谷、少商、商阳、尺泽,每次取 1～2 穴,用泻法。

B. 刺血法:用三棱针刺两手少商、商阳、三商（奇穴,别名大指甲根）、耳轮 1～6 等穴,每穴放血 1～2 滴,每日 1 次,有泻热开窍、利喉开音的作用,适用于喉瘖实热证。

2. 西医治疗

（1）最主要的措施是声带休息,不发声或少发声,须防止以耳语代替平常的发声,因耳语不能达到使声带休息的目的。

（2）足量抗生素控制炎症,声带充血肿胀显著者加用糖皮质激素。

（3）超声雾化吸入治疗。

（4）保持室内空气流通，多饮热水，保持大便通畅，禁烟酒。避免粉尘及有害化学气体的刺激。

【预后与转归】

本病经及时适当治疗，一般可恢复。小儿患者治疗不及时，可并发急喉风，危及生命。

【预防与调护】

（1）积极防治感冒及鼻腔、鼻窦、鼻咽、口腔疾病。

（2）注意声带休息，避免用声过度。

（3）避免粉尘及有害化学气体的刺激。

（4）节制烟酒，少食辛辣炙煿之品及冷饮。

中西医结合耳鼻咽喉科临床手册

慢 性 喉 炎

【定义】

慢性喉炎是指喉黏膜因一般性病菌感染或用声不当引起的慢性炎症,可波及黏膜下层及喉内肌。根据病变程度的不同,分为慢性单纯性喉炎、慢性肥厚性喉炎、慢性萎缩性喉炎。

本病属于中医学"慢喉瘖"范畴。

【诊断要点】

1. 临床表现

(1) 多由急性喉炎反复发作或迁延不愈之结果。

(2) 以声音嘶哑为主要症状。初起为间歇性。如累及环杓关节,则晨起或声带休息较久后声嘶反而显著。但一般用嗓越多则声嘶越重。继之声嘶渐变为持续性。完全失声者很少见。伴喉部不适,自觉喉中有痰,借咳嗽来暂时减轻喉部不适感觉,这种感觉常为无分泌物的干咳,即所谓"无用之咳",是慢性喉炎的一个特有症状。萎缩性喉炎可有痉挛性咳嗽,且常有痂块或黏稠分泌物随咳嗽排出,有时其中带有少量血液。

2. 辅助检查 喉镜检查。

(1) 慢性单纯性喉炎:喉黏膜弥漫性充血、红肿,声带拭去原有的珠白色,呈粉红色,边缘变钝,黏膜表面可见黏液附着,常在声门间连成黏液丝。

(2) 慢性肥厚性喉炎:喉黏膜肥厚,以杓间区较明显。声带明显肥厚,向中线靠拢时有缝隙,呈闭合不良状。室带常肥厚而遮盖部分声带。杓会厌襞亦可增厚。

（3）慢性萎缩性喉炎：喉黏膜干燥、变薄而发亮，构间区、声门下常有绿色或黑褐色干痂，如将干痂咳清，可见黏膜表面有少量渗血，声带变薄，其张力减弱。

【鉴别诊断】

喉结核和早期喉癌在临床症状上与慢性喉炎相似，应仔细鉴别。

1. **喉结核**　常发生于喉的后部，黏膜发生结核性浸润，和慢性喉炎的黏膜增厚极易混淆。黏膜早期多呈贫血状，病变常以一侧为显著，易发生多发性浅表溃疡或水肿。以声音嘶哑为主要症状，吞咽时喉痛明显，可有低热、咳嗽、消瘦、贫血等。多继发于肺结核，故结合肺结核全身症状、肺部 X 线、痰培养、体温等检查对于诊断可疑病例甚为重要。

2. **喉癌**　多发生于喉的前部。以进行性声音嘶哑、咳嗽、痰中带血为主要症状，早期病变大多局限于一侧，声嘶发展迅速，凡见一侧声带肿胀、表面粗糙不平伴运动障碍或呼吸不畅者，不可忽视肿瘤的可能性，需反复进行喉镜检查，必要时行喉部可疑部位活检，以求早期诊断。

【治疗】

1. 中医治疗

（1）辨证论治

1）肺肾阴虚，喉失滋养证：声音嘶哑，时轻时重，缠绵不愈，咽喉干涩微痛，喉痒干咳，痰少而黏，时时清嗓，午后加重。可兼有颧红唇赤，头晕耳鸣，虚烦少寐，腰膝酸软，手足心热等症。舌红少苔，脉细数。局部检查见喉黏膜及室带、声带微红肿，声带边缘肥厚，或喉黏膜及声带干燥、变薄，声门闭合不全。

治法：滋阴降火，润喉开音。

方药：百合固金汤加减。

可加木蝴蝶、蝉蜕利喉开音。若虚火旺，加黄柏、知母以降火坚阴；若是以声嘶、咽喉干痒、咳嗽、燠热感为主的阴虚肺燥之证，

中西医结合耳鼻咽喉科临床手册

宜甘露饮以生津润燥。

2) 肺脾气虚,喉失煦养证:声嘶日久,语音低沉,高音费力,不能持久,劳则加重,上午症状明显。可兼有少气懒言,倦怠乏力,纳呆便溏,面色萎黄等症。舌体胖有齿痕,苔白,脉细弱。局部检查见喉黏膜色淡不红,声带肿胀或不肿胀,松弛无力,声门闭合不全。

治法:补益肺脾,益气开音。

方药:补中益气汤加减。

可加生诃子收敛肺气,利喉开音;加石菖蒲通窍开音。若声带肿胀,湿重痰多,可加半夏、茯苓、扁豆燥湿除痰,消肿开音。

3) 血瘀痰凝,邪结喉窍证:声嘶日久,讲话费力,喉内异物感或有痰黏着感,常需清嗓,胸闷不舒。舌质黯红或有瘀点,苔薄白或薄黄,脉细涩。局部检查见喉窍黏膜及室带、声带、杓间黯红肥厚,或声带边缘有小结及息肉状组织凸起,常有黏液附其上。

治法:行气活血,化痰开音。

方药:会厌逐瘀汤加减。

若痰多者,可加贝母、瓜蒌仁、海浮石以化痰散结。此外,根据患者之肺肾阴虚或肺脾气虚情况,可分别配合应用百合固金汤或补中益气汤等。

(2) 其他疗法

1) 含服:选用具有清利咽喉的中药制剂含服,有助于消肿止痛开音。

2) 蒸汽或超声雾化吸入:庆大霉素 8 万 U、地塞米松 5 mg、糜蛋白酶 4 000 U、0.9%生理盐水 20 mL 雾化吸入,每次 15～20 分钟,每日 1 次,5 次为 1 个疗程。也可根据不同证型选用不同的中药水煎,取过滤药液做蒸汽吸入或超声雾化吸入,每次 15 分钟,每日 2 次。如肺肾阴虚者,可用北沙参、麦冬、知母、桔梗、胖大海等;肺脾气虚者,可用党参、黄芪、大枣、木蝴蝶、玄参等;血瘀痰凝者可用桃仁、赤芍、川芎、生地黄、鲜竹沥等。

3) 离子导入疗法:用红花、橘络、乌梅、绿茶、甘草、薄荷水煎取汁,做喉局部直流电离子导入治疗,每次 20 分钟,每日 1 次,有利喉消肿开音的作用,适用于各证型喉瘖。

4) 中药茶:取金银花、麦冬各等量,胖大海 1 枚,泡茶频饮。

5) 针灸疗法:可采用局部与远端取穴相结合的方法。局部取穴:天突、上廉泉、天鼎、扶突,每次取 2~3 穴,远端取穴:可取合谷、少商、商阳、尺泽,每次取 1~2 穴,用泻法。病久者,若肺脾气虚可取足三里,若肺肾阴虚可取三阴交,若血瘀痰凝可取血海、丰隆,用平补平泻法或补法,每日 1 次,留针 20 分钟。

2. 西医治疗

(1) 去除病因为治疗慢性喉炎的关键。

(2) 最主要的措施是声带休息,不发声或少发声,须防止以耳语代替平常的发声,因耳语不能达到使声带休息的目的。且若系发声不当引起的,炎症控制后须进行正确的发声方法训练。

(3) 分泌物黏稠不易排除者,可予蒸汽吸入。

(4) 对于声带肥厚且声嘶严重者,可在镜下将肥厚的声带"修"平、"修"薄,以改善发声功能。

(5) 对萎缩性喉炎患者,可应用含碘喉片和口服抗生素类药物。

【预后与转归】

本病易反复发作,病程迁延,缠绵难愈。

【预防与调护】

(1) 加强体育锻炼,增强体质,积极防治感冒及鼻腔、鼻窦、鼻咽、口腔疾病。

(2) 注意声带休息,避免用声过度。

(3) 避免粉尘及有害化学气体的刺激。

(4) 戒除烟酒,忌食辛辣炙煿之品及生冷之品。

中西医结合耳鼻咽喉科临床手册

声带小结与息肉

【定义】

声带小结是慢性喉炎的一型，由炎性病变形成。多在长期过度用嗓或用声不当之后发生。本病发生没有地域、季节差异，在儿童，男孩较女孩多见，在成人，女性发病率较男性高，50岁以上患声带小结者更少见。本病发病多与患者职业密切相关，多见于职业用嗓者，以演员、教师、播音员、营业员等职业较为多发。

【诊断要点】

1. 临床表现　早期主要是发声易倦和间隙性声嘶，声嘶每当发高音时出现。继续发展，声嘶加重，呈持续性，且在发较低音时也可发生。

2. 辅助检查　喉镜检查早期可见声带游离缘前、中 1/3 交界处，于发声时有分泌物附着，声带外展时，分泌物呈丝状横跨于声门裂。此后该处声带逐渐隆起，成为明显小结。小结一般对称，间或也有一侧较大，另一侧较小或仅一侧可见者。声带小结可呈局限性小凸起，也可呈广基梭形增厚；前者多见于发生不当的歌唱者，后者则常见于其他用嗓过度的职业人员。声门闭合不全。

【鉴别诊断】

1. 声带表皮样囊肿　两者症状相似，喉镜下难以鉴别，常需手术切除后经病理检查方可确诊。

2. 喉乳头状瘤　多发生于儿童，声嘶呈渐进性加重，随瘤体增大而声嘶加剧，还可出现喘鸣和呼吸困难。喉镜检查时，见喉内肿瘤多发或单发，呈乳头状，多显粗糙不平滑，色苍白或淡红色，活检可确诊。

3. 喉癌　多发生于中年以上男性,声嘶呈渐进性加重,可有痰中带血,肿瘤堵塞声门可引起呼吸困难。喉镜检查时,见肿瘤多呈菜花样或结节状,可发于声带、室带或会厌处,引起声带固定,活检可确诊。

【治疗】

1. 中医治疗

(1) 辨证论治

1) 肺热壅聚喉窍证:声出不扬或声音嘶哑,日久不愈,喉部微痛,干燠不适,常有"吭咯"清嗓动作。伴咳嗽,痰黏难咳出,心烦失眠。舌质红,苔薄黄或黄腻,脉滑数。局部检查见喉黏膜显得比较干燥,声带微红,边缘有结节样凸起,表面附有黏液。

治法:清热化痰,散结开音。

方药:清气化痰汤加减。

喉部干燥明显者,可加木蝴蝶、天花粉、藏青果以生津利咽;结节明显者,加昆布、海藻、海浮石;结节呈黯红色者,加生地黄、茜草、桃仁。

2) 气虚湿聚喉窍证:声嘶日久,语声低沉,讲话费力,不能持久,劳累则加重,喉间有痰,质稀色白。全身伴有倦怠乏力,少气懒言,腹胀便溏。舌质淡,苔白或白腻,脉濡滑。局部检查见喉黏膜色淡,声带肿胀,前部边缘有粟粒样结节,或单侧声带有灰白色或粉红色息肉。

治法:补益肺脾,化痰散结。

方药:补中益气汤加减。

若兼肺虚卫弱,易罹外感者,或自汗恶风,可加防风、白术益气实卫;若气虚及阴,声音不扬或嘶哑,咽喉干痒,声带乏力无津者,可加麦冬、北沙参、山药以益气养阴;若食欲不振便溏,加炒扁豆、炒山药、神曲等以健脾止泻;若喉中气冷,手足不温,舌淡胖,可加附子、肉桂以温阳驱寒。

3) 血瘀痰凝喉窍证：声音嘶哑，缠绵日久，语声低沉，时出破音，喉内干涩疼痛。可伴胸中烦闷，颈前有紧束感。舌质黯红，边有瘀点，脉涩。局部检查见喉黏膜暗淡，声带黯红或增厚，息肉或白或红，小结紧束质硬。

治法：行气活血，化痰散结。

方药：会厌逐瘀汤加减。

痰多者另可加入浙贝母、瓜蒌仁清热化痰；喉干涩明显者加海浮石、木蝴蝶清利咽喉。

（2）其他疗法

1）热敷：把毛巾用温热水浸透后拧干敷在颈部（温度以不烫伤皮肤为宜），反复数次。此法可增进喉部血液循环，消除疲劳，减轻练唱后喉部不适。

2）含法：木蝴蝶1～2片，噙含口中咽津，30分钟后吐出，护嗓利喉。

3）人迎、水突穴脉冲电治疗：用电子针疗仪（脉冲电治疗仪），在患者的人迎、水突两组穴位进行低电压中低频脉冲电治疗，每次20分钟，每日1次。

4）针灸疗法

A. 体针：选人迎、天突、廉泉、神门、足三里、水突等为主穴，肺俞、脾俞、肾俞、阴陵泉、三阴交等为配穴。每次主穴、配穴各选1～2穴，留针20分钟，每日1次，针用补法，10次为1个疗程。

B. 灸法：选足三里、命门、百会、气海、三阴交、涌泉、神阙、上星等穴，悬灸或隔姜灸，每次2～3穴，每穴20分钟，10次为1个疗程。

C. 耳针：选神门、内分泌、咽、肺、脾、肾等穴埋针，或以王不留行贴压以上穴位，两耳交替，隔日1次，10次为1个疗程。

5）按摩疗法：人迎、水突穴推拿。患者取端坐位，用右手拇指及示指、中指紧握喉体向左侧移动并固定，将左手拇指轻揉、点压人迎穴、水突穴30次，手法要求轻快柔和。双侧推拿后用两手大鱼际肌做轻手法的向心性揉动按摩 30 次,每日 1 次。

2. 西医治疗

(1) 声带休息:避免过度用嗓,如喊叫、多言、高歌等。职业用嗓者应掌握良好的发声方法。

(2) 发声训练:运用软起声,避免硬起声。软起声是指声带闭合时,恰好呼气气流到达声门。硬起声是声门先快速紧闭,然后用较大的呼气力量冲开声门。心平气和时的起声为软起声,对声带没有伤害;情绪激动、发怒、咳嗽时常用硬起声,容易伤害声带。

职业用嗓及歌唱者,应注意发生时的呼吸方法练习。平时,男性常用腹式呼吸,女性常用胸式呼吸,如果能训练运用"胸腹联合呼吸"则对发声护嗓有益。运用胸腹联合呼吸的要点是在吸气末尾时轻收小腹,使胸腔扩大并固定,然后小量持续呼气发声,"丹田气"发声就是指这种发声方法,此法可以使呼吸一次的发音时间明显延长,也容易控制音量。

(3) 抗感染治疗:声带小结早期,可选用适当的抗生素和糖皮质激素口服治疗。一般用药 1~2 周。

(4) 手术切除:对较大声带小结,单纯休息和用药不奏效者,可考虑在气管插管全身麻醉支撑喉镜或显微喉镜下手术切除声带小结,如有激光设备者,亦可用激光将声带小结气化切除。术后应注意正确的发声方法,否则仍可有复发。

【预后与转归】

本病经积极防治,可控制症状,但容易反复。

【预防与调护】

(1) 避免过度用嗓,如喊叫、多言、高歌等。职业用嗓者应掌握良好的发声方法。

(2) 运用软起声,避免硬起声。软起声是指声带闭合时,恰好呼气气流到达声门;硬起声是声门先快速紧闭,然后用较大的呼气力量冲开声门。心平气和时的起声为软起声,对声带没有伤害;情绪激动、发怒、咳嗽时常用硬起声,容易伤害声带。

中西医结合耳鼻咽喉科临床手册

（3）避免刺激物质：如粉尘、化学烟雾、烟、酒、辛辣食物等。

（4）职业用嗓及歌唱者，应注意发生时的呼吸方法练习。平时，男性常用腹式呼吸，女性常用胸式呼吸，如果能训练运用"胸腹联合呼吸"则对发声护嗓有益。运用胸腹联合呼吸的要点是在吸气末尾时轻收小腹，使胸腔扩大并固定。然后小量持续呼气发声，"丹田气"发声就是指这种发声方法，此法可以使呼吸一次的发音时间明显延长，也容易控制音量。

（5）注意心理调适：身心健康、生活规律、饮食习惯和体力锻炼等有着密切的关系。我国著名京剧艺术表演艺术家梅兰芳先生在个人的嗓音卫生与保健上有一套良好的方法，他曾精练地概括成以下几点："精神畅快、心气平和、饮食有节、寒暖当心、起居以时、劳逸均匀、练嗓保嗓、学贵有恒、由低升高、量力而行、五音饱满、唱出剧情"。

（6）歌唱练嗓循序渐进：唱歌之前应检查声带，寻找与之匹配的音调音域。初学者练唱宜用中等音量，多练自然声区（中声区），待自然声区相对巩固后再逐步扩展音域。练唱可分多段时间，每次 15～20 分钟。练唱时要保持精神振奋，注意力集中，以呼吸支持发声，以后可视具体情况逐步延长练唱时间。练唱时还要注意倾听，分辨自己发声的正误，随时调整各个器官的协调运动，使它们始终处于正常状态。练唱前后，不宜进食过冷过热的饮食，尤其是练唱或剧烈运动后，喉部血管扩张，血液循环旺盛（所谓"热嗓子"），此时喝冷饮，喉部血管遇冷骤然痉挛收缩阻碍血流，引起咽喉肌肉的伸缩失调，导致声嘶或失声。

喉 阻 塞

【定义】

喉阻塞是指因喉部或其邻近组织的病变,使喉部通道(特别是声门处)发生狭窄或阻塞,引起呼吸困难。它不是一种独立疾病,而是一个症状。如不速治,可引起窒息死亡。喉阻塞的常见原因有:喉部急性炎性疾病、喉水肿、喉外伤、喉痉挛、喉肿瘤、先天性喉畸形、声带麻痹等。

本病属于中医学"急喉风"范畴。

【诊断要点】

1. 临床表现

(1)多有急性咽喉病或咽喉异物、外伤、过敏等病史。

(2)临床常见吸气性呼吸困难,伴有吸气性喘鸣、吸气性软组织凹陷、声音嘶哑、心力衰竭、痰涎壅盛、语言难出、汤水难下等症状。

(3)临床类型:根据呼吸困难及病情轻重程度分为四度。

一度:患者安静时无症状,活动或哭闹时出现喉鸣和鼻翼翕动,吸气时天突(胸骨上窝)、缺盆(锁骨上窝)及肋间轻度凹陷,称三凹征(甚则剑突下及上腹部软组织也可凹陷,故亦称四凹征)。

二度:安静时亦出现上述呼吸困难表现,活动时加重,但不影响睡眠和进食。

三度:呼吸困难明显,喉鸣较响,并因缺氧而呈烦躁不安、自汗、脉数等,三(四)凹征显著。

四度:呼吸极度困难,患者坐卧不安,唇青面黑,额汗如珠,身汗如雨,甚则四肢厥冷,脉沉微欲绝,神昏,濒临窒息。

2. 辅助检查

（1）支气管镜检查：病情轻者可做纤维喉镜以查明喉部病变情况及声门裂大小。但做纤维喉镜检查时要注意，因咽喉部麻醉后，咳嗽反射减弱，分泌物不易咳出，可使呼吸困难明显加重，故应做好气管切开术的准备。重者，则应首先急救，解除喉阻塞后再做进一步的检查，明了其病因。

（2）喉部CT、MRI检查：对咽喉部的肿瘤、喉部外伤及喉狭窄的诊断可提供更详尽的资料。

（3）B超检查：有助于对颈部肿块及甲状腺病变的诊断。

【鉴别诊断】

吸气性呼吸困难应与呼气性呼吸困难及混合性呼吸困难相鉴别（表5-2）。

表5-2　三种呼吸困难的鉴别要点

临床表现	吸气性呼吸困难	呼气性呼吸困难	混合性呼吸困难
病位	咽喉部有阻塞性病变	小支气管阻塞性病变	气管中下段或上下呼吸道同时有阻塞性病变
呼吸深度与频率	吸气运动加强、延长，即吸气深而慢，显示吸入空气有困难，呼吸频率基本不变或减慢	呼气运动增强、延长，显示呼出空气有困难，吸气运动亦稍加强	吸气与呼气均费力，显示空气出入均有困难
三（四）凹征	吸气时明显	无	不明显。但以吸气性呼吸困难为主者则有之
呼吸时伴发声音	吸气时有喉鸣	呼气时有哮鸣声	一般不伴发明显声音
体征	咽喉部有阻塞性病变，肺部有充气不足的体征	肺部有充气过多的体征	胸骨后可闻及呼吸期哮鸣声

【治疗】

1. 中医治疗

（1）辨证论治

1）风寒痰浊，凝聚咽喉证：猝然咽喉憋闷，声音不扬，吞咽不利，呼吸困难，或兼有咽喉微痛。全身可见恶寒，发热，头痛，无汗，口不渴等症。舌苔白，脉浮。检查见喉关无红肿，会厌可明显肿胀甚至如半球状，声门处黏膜苍白水肿，声门开合不利。

治法：祛风散寒，化痰消肿。

方药：六味汤加减。

可加紫苏叶、桂枝以助疏散风寒；加半夏、天南星、白附子等以燥湿祛风化痰；加蝉衣祛风开音；加茯苓、泽泻健脾祛湿消肿。

2）风热外袭，热毒内困证：咽喉肿胀疼痛，吞咽不利，继之咽喉紧涩，汤水难下，强饮则呛，语声含糊，痰涎壅盛，呼吸困难。全身可见恶风发热，头痛乏力。舌质红，苔黄或黄厚，脉数。检查见咽喉黏膜呈娇红色或黯红色，声门区显著肿胀。

治法：疏风泻热，解毒消肿。

方药：清咽利膈汤加减。

若痰涎壅盛者加瓜蒌、贝母、竹沥、前胡、百部等清热化痰之药。

3）热毒熏蒸，痰热壅结证：咽喉肿痛难忍，呼吸困难，喘息气粗，喉中痰鸣，声如拽锯，声音嘶哑，语言难出。全身可见憎寒壮热，或高热心烦，汗出如雨，口干欲饮，大便秘结，小便短赤。舌质红绛，苔黄或腻，脉数或沉微欲绝。检查可见咽喉极度红肿，会厌或声门肿胀明显，痰涎多或有腐物，并可见鼻翼翕动，天突、缺盆、肋间及上腹部在吸气时出现凹陷。

治法：泻热解毒，祛痰开窍。

方药：清瘟败毒饮加减。

痰涎壅盛者，加大黄、贝母、瓜蒌、葶苈子、竹茹等清热化痰散结，并配合六神丸、雄黄解毒丸、紫雪丹、至宝丹以清热解毒，祛痰

中西医结合耳鼻咽喉科临床手册

开窍;大便秘结者,可加大黄、芒硝以泻热通便。

（2）其他疗法

1）雾化吸入:可用金银花、菊花、薄荷、葱白、藿香等中药,适量煎煮过滤,取药汁进行雾化吸入,以祛风清热,消肿通窍。

2）中药离子透入:可用黄芩、栀子、连翘、赤芍、牡丹皮、贝母、天竺黄、大黄等药浓煎后,借助于离子透入仪将药从颈前部皮肤导入至喉部病变部位。

3）吹药:用清热解毒,利咽消肿的中药粉剂吹入患处,以消肿止痛,适用于喉关及口咽部病变。

4）含漱:咽部红肿者可用清热解毒、消肿利咽的中药煎水含漱。

5）针灸疗法

A. 针刺:取合谷、少商、商阳、尺泽、少泽、曲池、扶突等穴,每次2～3穴,用泻法,不留针。或取少商、商阳刺出血以泻热。

B. 耳针:选用神门、咽喉、平喘等穴,针刺,留针15～30分钟,每日1～2次。

2. 西医治疗　喉阻塞的治疗主要是针对病因进行治疗。对于急性炎症所致的喉阻塞,可在严密观察呼吸情况的同时,给予足量抗素和激素,绝大多数患者可治愈而不必气管切开。无论何种原因的急性喉阻塞出现三度以上呼吸困难者,必须尽快设法解除其呼吸困难,尽早脱离缺氧状态,以挽救患者生命。

（1）气管插管和气管切开:根据病因及呼吸困难的程度,适时地进行气管插管和气管切开,及时建立气道,解除呼吸困难,是治疗本病的重要原则。一般来说,一、二度呼吸困难,以病因治疗为主,做好气管插管和气管切开的准备;三度呼吸困难,应在严密观察下积极使用药物治疗,随时做好气管插管和气管切开的准备,若药物治疗未见好转,全身情况较差,或估计短时间内难以消除病因,应及时进行插管或气管切开;四度呼吸困难,宜立即行气管插管或气管切开,为进一步处理赢得时机。

气管切开后应保持套管内管通畅,保持室内温度(22℃左右)、湿度(90%以上);定时气管内滴药以稀释痰液,维持呼吸道通畅;注意防止外管脱出,以免发生窒息;拔管前应先堵管 24~48 小时,呼吸平稳方可拔管。拔管后伤口不必缝合,用蝶形纱布将创缘拉拢,数日即可自愈。

(2) 经气道氧气吸入。

【预后与转归】

古人有"走马看咽喉,不待稍倾"之说,形容本病病情危急,变化迅速,严重者瞬息间可引起窒息死亡。掌握好呼吸困难分度、气管插管和气管切开的时机,实施准确的中医治疗,则可转危为安。

【预防与调护】

(1) 加强锻炼,增强体质,积极防治外感,可有效减少急喉风的发生。

(2) 密切观察病情,做好抢救准备,床头备好吸引器,随时吸除痰涎。

(3) 减少活动,安静休息,采取半卧位。

(4) 戒除烟酒,忌食辛辣肥甘厚腻之物,以免助长火势,滋生痰湿,使病情加重。

喉　水　肿

【定义】

喉水肿是指喉黏膜松弛处如会厌、杓会厌皱襞等的黏膜下有组织液浸润。引发喉水肿的病因有感染性和非感染性两类：① 感染性原因，喉部脓肿、喉软骨膜炎、喉结核、梅毒、急性脓毒性咽炎、扁桃体周脓肿、咽旁脓肿、咽后脓肿、颈部蜂窝织炎；② 非感染性原因，变态反应、遗传性血管神经性喉水肿、心脏病、肾炎、肝硬化、黏液性水肿、喉部外伤、喉部手术损伤、腐蚀剂及强烈化学气体刺激、纵隔或颈部较大肿瘤压迫等，此外，喉部放疗后之反应性水肿也可引起本病。

本病急性发作属于中医学"急喉风"范畴。

【诊断要点】

1. 临床表现

（1）整体发病迅速

（2）遗传性血管神经性者发展更快，常于数分钟内发生喉鸣、声嘶、呼吸困难，甚至窒息。

（3）因杓会厌皱襞及杓间区肿胀，常有喉部异物感及吞咽困难，喉镜检查可见喉黏膜弥漫性水肿、苍白、表面光亮，杓会厌皱襞肿胀如粗腊肠形，会厌肿胀明显。

（4）感染性喉水肿可于数小时内发生声嘶、喉痛、喉鸣、呼吸困难及吞咽困难，喉镜检查可见喉黏膜呈深红色或苍白水肿。

需要注意的是诊断喉水肿并不困难，但需鉴别喉水肿为感染性或非感染性，并查明其病因。详细询问病史、仔细检查喉部体征和全身情况对判明喉水肿的病因有重要作用。

2. 辅助检查

(1) 支气管镜检查：病情轻者可做纤维喉镜以明确喉部病变情况。但做纤维喉镜检查时要注意,咽喉部麻醉后咳嗽反射减弱,分泌物不易咳出,可加重呼吸困难,故应做好气管切开术的准备。重者,则应首先急救,解除水肿引发的喉阻塞后再做进一步的检查,明了其病因。

(2) 喉部 CT、MRI 检查：对咽喉部的肿瘤、喉部外伤及喉狭窄的诊断可提供更详尽的资料。

(3) B超检查：有助于对颈部肿块及甲状腺病变的诊断。

【鉴别诊断】

本病极易导致喉阻塞,出现吸气性呼吸困难,故吸气性呼吸困难应与呼气性呼吸困难及混合性呼吸困难相鉴别,其鉴别要点见"喉阻塞"相关内容。

【治疗】

1. 中医治疗

(1) 辨证论治：可参照"喉阻塞"。

1) 风寒痰浊,凝聚咽喉证：猝然咽喉憋闷,声音不扬,吞咽不利,呼吸困难,或兼有咽喉微痛。全身可见恶寒,发热,头痛,无汗,口不渴等症。舌苔白,脉浮。检查见喉关无红肿,会厌可明显水肿甚至如半球状,声门处黏膜苍白水肿,声门开合不利。

治法：祛风散寒,化痰消肿。

方药：六味汤加减。

可加紫苏叶、桂枝以助疏散风寒;加半夏、天南星、白附子等以燥湿祛风化痰;加蝉衣祛风开音;加茯苓、泽泻健脾祛湿消肿。

2) 风热外袭,热毒内困证：咽喉肿胀疼痛,吞咽不利,继之咽喉紧涩,汤水难下,强饮则呛,语声含糊,痰涎壅盛,呼吸困难。全身可见恶风发热,头痛乏力。舌质红,苔黄或黄厚,脉数。检查见咽喉黏膜呈焮红色或黯红色,会厌、声门区显著水肿。

治法：疏风泻热，解毒消肿。

方药：清咽利膈汤加减。

若痰涎壅盛，加瓜蒌、贝母、竹沥、前胡、百部等清热化痰之药。

3）热毒熏蒸，痰热壅结证：咽喉肿痛难忍，呼吸困难，喘息气粗，喉中痰鸣，声如拽锯，声音嘶哑，语言难出。全身可见憎寒壮热，或高热心烦，汗出如雨，口干欲饮，大便秘结，小便短赤。舌质红绛，苔黄或腻，脉数或沉微欲绝。检查可见咽喉极度红肿，会厌或声门明显水肿，痰涎多或有腐物，并可见鼻翼翕动，天突、缺盆、肋间及上腹部在吸气时出现凹陷。

治法：泻热解毒，祛痰开窍。

方药：清瘟败毒饮加减。

痰涎壅盛者，加大黄、贝母、瓜蒌、葶苈子、竹茹等清热化痰散结，并配合六神丸、雄黄解毒丸、紫雪丹、至宝丹以清热解毒，祛痰开窍；大便秘结者，可加大黄、芒硝以泻热通便。

（2）其他疗法

1）雾化吸入：长期反复发作者可用金银花、菊花、薄荷、葱白、藿香等中药，适量煎煮过滤，取药汁进行雾化吸入，以祛风清热，消肿通窍。

2）中药离子透入：可用黄芩、栀子、连翘、赤芍、牡丹皮、贝母、天竺黄、大黄等药浓煎后，借助于离子透入仪将药从颈前部皮肤导入至喉部病变部位。

3）含漱：咽部红肿者可用清热解毒，消肿利咽的中药煎水含漱。

4）针灸疗法

A. 针刺：取合谷、少商、商阳、尺泽、少泽、曲池、扶突等穴，每次2～3穴，用泻法，不留针。或取少商、商阳刺出血以泻热。

B. 耳针：选用神门、咽喉、平喘等穴，针刺，留针15～30分钟，每日1～2次。

2. 西医治疗　解除喉阻塞为治疗喉水肿的当务之急。可参照"急性喉阻塞"相关急救内容。然后查出喉水肿的原因进行针对性治疗。

（1）感染性者可给予足量抗生素治疗；若已形成脓肿者，宜做切开排脓术。

（2）非感染喉水肿因心、肝、肾病所致者，宜进行各有关疾病的内科治疗，变应性喉水肿给予抗组胺药物内服。遗传性血管神经性喉水肿的治疗应分为长期预防、短期预防及急性发作期治疗。

1）长期预防治疗：反复发作、症状严重者，宜进行长期预防性治疗。① 达那唑、羟甲烯龙、吡唑甲氧龙促进 C1 抑制物（C1INH）合成。可予吡唑甲氧龙（0.5～2）mg/d，可连续应用 2 年；② 补充外源性 C1INH 浓缩剂。

2）短期预防治疗：部分手术可诱发本病，如口腔、扁桃体手术，喉、气管镜检查术，可于术前输注新鲜血液暂时补充 C1INH，但因血液中有丰富的 C1 底物，可能会进一步加重病情，故使用时应注意。若时间允许，可在术前使用抗纤溶药物如氨甲环酸、氨基己酸 3 天或吡唑甲氧龙、达那唑 1 周。

3）急性发作期治疗：对于咽部已有水肿但喉部尚未发生水肿者，应密切注意呼吸情况，尽可能留院观察，并随时做好气管切开等急救准备。

（3）可予空气压缩泵雾化机雾化吸入布地奈德混悬剂以减轻水肿。

【预后与转归】

本病病情危急，变化迅速，严重者瞬息间可引起窒息死亡。掌握好气管插管和气管切开的时机，实施准确的中医治疗，则可转危为安。

【预防与调护】

（1）加强锻炼，增强体质，积极防治外感，可有效减少急喉风的发生。

（2）密切观察病情，做好抢救准备，床头备好吸引器，随时吸

中西医结合耳鼻咽喉科临床手册

除痰涎。

（3）减少活动，安静休息，采取半卧位。

（4）戒除烟酒，忌食辛辣肥甘厚腻之物，以免助长火势，滋生痰湿，使病情加重。

（5）气管切开后应保持套管内管通畅，保持室内温度（22℃左右）、湿度（90％以上）；定时气管内滴药以稀释痰液，维持呼吸道通畅；注意防止外管脱出，以免发生窒息；拔管前应先堵管 24～48 小时，呼吸平稳方可拔管。拔管后伤口不必缝合，用蝶形纱布将创缘拉拢，数日即可自愈。

咽 异 感 症

中西医结合耳鼻咽喉科临床手册

【定义】

咽异感症是耳鼻喉科临床工作中经常遇到的主诉之一,它是一个症状,而不是一个独立疾病。目前临床上泛指除疼痛外的多种咽部异常感觉或幻觉,如球塞感、黏着感、无咽下困难的吞咽梗阻感等,位置可固定也可不固定。此外,自觉颈部有紧迫感,重者如束带样,自感呼吸不畅,衣领不能扣紧,检查时未发现呼吸困难体征,也可称为咽异感症。中年女性较多。

本病属于中医学"梅核气"范畴。

【诊断要点】

1. 临床表现　以咽部的异物阻塞感为主要症状。其状或如梅核,或如炙脔,或如贴棉絮,或如虫扰,或如丝如发,或如痰阻,或如球如气,咯之不出,咽之不下,不痛不痒,不碍饮食及呼吸。

2. 辅助检查　咽喉各部所见正常,纤维喉镜及食管钡餐或食管镜检查亦无异常发现。

【鉴别诊断】

1. 慢性咽炎　两者均可引起咽异感,慢性咽炎多伴咽部疼痛,吞咽时咽痛加重;咽干、咽痒、咽部微痛及灼热感等种种咽喉不适的症状。局部见咽黏膜充血、肿胀,咽后壁淋巴滤泡增生。

2. 慢性扁桃体炎　慢性扁桃体炎日久形成扁桃体结石后常可引起咽部异物感,但检查可见扁桃体肿大,隐窝口可见白点,挤压可挤出白色豆腐渣样物。

3. 咽喉及食管肿瘤　早期可引起咽异感,经 X 线或 CT 检查可协助早期诊断。活检可确诊。

【治疗】

1. 中医治疗

（1）辨证论治

1）肝郁气滞证：咽喉异物感，或如梅核，或如肿物，吞之不下，吐之不出，但不碍饮食。患者常见抑郁多疑，胸胁脘腹胀满，心烦郁怒，善太息。舌质淡红，苔薄白，脉弦。

治法：疏肝理气，散结解郁。

方药：逍遥散加减。

可选加香附、紫苏梗、绿萼梅以助理气利咽；烦躁易怒、头痛不适、口干者，可加牡丹皮、栀子；失眠者，可加合欢花、酸枣仁、五味子、夜交藤；情志抑郁明显者，亦可配合越鞠丸加减。方中香附行气解郁，苍术燥湿健脾，神曲消食和中，川芎活血行气，栀子清热除烦。

2）痰气互结证：咽喉异物感，自觉喉间多痰，咳吐不爽，时轻时重，或见咳嗽痰白，肢倦纳呆，脘腹胀满，嗳气。舌淡胖，苔白腻，脉弦滑。

治法：行气导滞，散结除痰。

方药：半夏厚朴汤加减。

精神症状明显、多疑多虑者，可加炙甘草、大枣、浮小麦；胸闷痰多者，加瓜蒌仁、薤白；纳呆、苔白腻者，加砂仁、陈皮；若兼脾虚，可合四君子汤加减。痰气互结日久，致使气机不畅，气滞则血瘀，咽喉脉络受阻，亦可见异物堵塞感，持续难消，治宜祛痰、活血、理气，可用桃红四物汤合二陈汤。方中桃仁、红花、川芎活血祛瘀；当归、生地黄、芍药和血养阴润燥；二陈汤祛湿除痰理气。两方合用，以达祛痰活血理气作用。若见病久乏力、面色不华、舌质淡，可加黄芪、鸡血藤；胸胁不适者，加柴胡、紫苏梗、枳壳；痰湿盛者，加半夏、瓜蒌。亦可用合欢花、厚朴花、白菊花、佛手花、绿萼梅等量拌匀，每次 6 g，开水浸泡代茶饮。

（2）其他疗法

1）吹药：用清热化痰利咽的中药粉末少许吹布于咽喉。

2）咽部注射：先于咽后壁喷少量表面麻醉剂，取丹参注射液或维生素 B_{12} 等，分 4～5 点注射于咽后壁黏膜下。

3）针灸疗法

A. 体针：毫针刺廉泉穴，针尖向上刺至舌根部，令患者做吞咽动作，至异物感减轻或消失时出针。或取合谷、内关、天突穴，每日 1 次。

B. 灸法：取膻中、中脘、脾俞穴，各灸 3～5 壮，每日 1 次。

C. 埋线：取天突或膻中穴做穴位埋线。

D. 耳针：取肝、肺、咽喉、内分泌、肾上腺穴，用王不留行贴压，每日揉压数次以加强刺激。

4）心理疏导：针对患者的精神因素，在认真详细检查后，耐心解释，进行适当的心理疏导，解除其心理负担，增强其对治疗的信心。

2. 西医治疗

（1）病因治疗：针对各种病因进行治疗，是本病的主要疗法。

（2）认真检查，耐心解释：对合并有精神性因素者，如疑癌症等，须在认真详细检查，排除器质性因素后，以关切的态度耐心解释，任何不谨慎的语言和草率的检查和处理，均将给患者带来不良影响，而医者认真、负责、关心、同情的态度，又是取得患者信赖的重要基础。

（3）颈部穴位封闭法：无明显器质性疾病者，可用此法。取穴廉泉、人迎或加取阿是穴；异感部位较低者加用天突穴。用 0.25%～0.5% 普鲁卡因，每穴注入 1～1.5 mL，每日 1 次，3～4 次为 1 个疗程。多数患者在 1～2 个疗程后即可取得明显效果。

（4）镇静及安定药：对癌症、焦虑状态、精神创伤等，可用镇静剂等，并与精神科医师协同治疗。

【预后与转归】

本病一般预后良好。

【预防与调护】

（1）了解患者的思想情绪，细心开导，排除思想顾虑，增强治病的信心，并要求患者尽可能避免精神刺激因素，保持心情舒畅。

（2）可选用玫瑰花、合欢花、厚朴花、佛手花、绿萼梅等量拌匀，每次 6 g 开水浸泡代茶饮用。

（3）加强身体锻炼，如游泳、打球等，增强体质；积极参加文体活动如唱歌、跳舞和户外活动，保持愉悦的精神情志。

咽喉异物

中西医结合耳鼻咽喉科临床手册

【定义】

咽喉异物是指异物梗于咽喉部，以喉部异物刺痛感，吞咽时明显，部位固定为主要临床表现，异物较大时可引起吞咽及呼吸困难。本病为临床上常见的急症之一，咽喉异物多发于儿童。

本病属于中医学"骨鲠"范畴。

【诊断要点】

1. 临床表现

（1）有误吞或吸入异物史。儿童异物史可能不明显。

（2）咽喉异物可出现咽喉疼痛及吞咽困难，尖锐异物呈针刺样痛，非尖锐异物则钝痛，巨大异物可引起吞咽及呼吸困难，小儿可出现流涎、呕吐、呛咳。常有剧烈咳嗽，并可出现呼吸困难甚至窒息。尖锐异物停留咽部或喉部，刺伤黏膜，可引起疼痛，吐痰带血。

2. 辅助检查　口咽部检查、间接喉镜或直接喉镜检查可发现，异物存留在前后腭弓与扁桃体间、舌根、会厌谷、梨状窝、咽侧壁、声门附近等处。内镜检查可发现食管异物或较小的异物，食管吞钡棉X线透视或摄片可协助诊断。

【治疗】

本病的治疗以及时取出异物为基本原则，根据梗阻的部位，采取不同的外治法，如黏膜损伤、外感邪毒，则加用抗生素或清热解毒药物治疗。

1. 咽部异物　可用镊子取出。部位较低者，可在间接喉镜下或内镜下用咽异物钳取出。

2. 喉异物　在直接喉镜下取出异物。

3. 较小尖锐异物　若较小的尖锐异物存留部位隐蔽,检查未能发现,但咽喉疼痛,吞咽更甚者,可用软化、松脱骨鲠法:威灵仙30g,水两碗煎成半碗,加醋半碗徐徐咽下,每日1～2剂。

4. 临床应注意鉴别食管异物　如遇患者诉明确的异物误入史或自服史,但经喉镜检查未发现咽喉部有异物存在时,患者诉疼痛不适部位固定,在颈根部或胸骨上窝处,或呈放射至胸骨后及背部时,高度怀疑为食管异物,需及时行食管钡餐X线检查或食管镜检查,经检查确诊为食管异物后应在食管镜检查时或电子胃镜检查时取出异物。以免处理不当,延误病情,发生严重并发病。

【预后与转归】

骨鲠如能及时诊治,预后较好。若有染毒,则病情加重;喉异物易阻塞气道,若抢救不及时,可导致窒息死亡。

【预防与调护】

（1）进食时应细心咀嚼,切莫谈笑,对有骨刺的食物更要倍加注意。

（2）教育儿童不要将玩具、硬币等异物入口中,以防发生误吞。

（3）骨鲠患者应及时到医院诊治,不可自行用食物强行下咽,以免将异物推向深处。

（4）异物取出后1～2天视病情予以禁食或进食流质饮食,可减轻疼痛及防止染毒。

食 管 异 物

【定义】

食管异物是指异物梗于食管,其发生于年龄、性别饮食习惯、进食方式、食管有无病变、精神及神志状态等诸多因素有关。最常见的原因是注意力不集中,匆忙进食,食物未经仔细咀嚼而咽下。主要表现为咽喉疼痛、吞咽不利,或呛咳咯血,甚则引起窒息。若有染毒,可致黏膜腐烂化脓。本病为临床上常见的急症之一,可发于各个年龄段。

本病属于中医学"骨鲠"范畴。

【诊断要点】

1. 临床表现

(1) 多数患者能主诉明确的异物误入史或自服史。应详细询问了解异物的种类、大小、性质、误入或自服时间、发生后有无继续进食,以及发热、吐血的情况等病史。

(2) 吞咽疼痛为食管异物的主要症状,在吞咽时疼痛加剧。异物在食管颈段,疼痛部位多在颈根部或胸骨上窝处。异物位于食管中段者,疼痛常放射至胸骨后及背部。如合并感染,则有发热,甚至出现菌血症等中毒症状,疼痛更为剧烈。

还可出现吞咽困难及呼吸道症状,幼小儿如异物较大,位于颈段食管,向前压迫气管可出现呼吸困难。

(3) 间接喉镜检查可发现,位于食管上段异物或有吞咽困难的患者,可见梨状窝处有分泌物潴留。

2. 辅助检查

（1）X线或CT检查：对不显影的食管异物可吞钡棉检查，已明确异物是否存留和确定异物所在部位。对可显影的食管异物，可做颈、胸部正、侧位X线检查，必要时做CT检查。

（2）食管镜检查：有明确异物史、吞咽困难及吞咽疼痛者，在X线或CT检查确诊或未能确诊的情况下，可做食管镜检查，既可确定诊断，又可钳取异物。食管镜检查为食管异物最为确切和有效的诊治手段。多发于食管入口即第1狭窄处和主动脉弓高度的第2狭窄处。

【并发症】

1. 食管穿孔　发生在颈段食管的食管穿孔可出现颈部皮下气肿、纵隔气肿。或感染经上述途径形成颈部脓肿和纵隔脓肿，继之形成穿孔。

2. 气管食管瘘　因异物嵌顿压迫食管前壁致管壁坏死，并累及器官后壁形成食管气管瘘，且可导致肺部反复感染。

3. 大血管破溃　尖锐食管异物穿刺食管并伤及主动脉弓或锁骨下动脉等大血管，可引起致命的大出血。

【治疗】

（1）应尽早在食管镜下取出异物，防治并发症的发生，是治疗食管异物的主要原则。行食管镜检查时需注意下列事项：

1）进食4～6小时内不宜行食管镜检查。

2）食管异物已诊断成立，但在手术前应再次询问患者，如吞咽困难、吞咽疼痛已消失，则应再次行食管X线检查，因少数食管异物可自行落入胃内，以免施行不必要的手术，增加患者痛苦。

3）麻醉方式的选择：全身麻醉适用于颈短、体胖、精神过度紧张或异物难处理者，全身麻醉气管插管尤适宜于儿童患者。一般均可在表面麻醉下行食管镜检查及异物取出术。

4）某些呈橄榄形的异物如枣核，术前应向患者或家属说明，可能会在钳取过程中因异物松动后随食管蠕动而落入胃内。

（2）食管异物者多不能进食，故应在术前、术后进行补液支持治疗，注意纠正水与电解质平衡；有食管壁损伤或合并感染者，应用广谱抗生素治疗；某些食管壁严重损伤或疑有食管壁穿孔者，术后应放置鼻胃管，暂停经口进食。

（3）食管上段异物导致颈段食管周围脓肿或颈部化脓性感染者，应行颈侧切开引流术。

（4）确诊为食管穿孔、纵隔脓肿或疑有大血管溃破及巨大异物无法从食管镜下钳取者，均应尽早请心胸外科抢救处理。

【预后与转归】

本病如能及时诊治，预后较好。若有合并感染化脓，则病情加重；异物损伤大血脉，可引起大出血而死亡。

【预防与调护】

食管异物是可以预防的，应注意以下几点：

（1）进食时应细心咀嚼，切忌匆忙，忌用带刺或碎骨的鱼汤、鸡汤等与米、面混合煮食。

（2）老年人的义齿及儿童的牙齿矫正箍均不易钳取，要严防脱落，进食要留心。

（3）教育儿童不要将各类物体放入口中玩耍。儿童口内如含有玩物，要嘱其吐出，切忌逗弄嬉笑、哭叫或恐吓。

（4）异物入食管后要立即就医，切忌用饭团、菜类、馒头等强行下咽，以免诱发并发症和增加手术困难。

中西医结合耳鼻咽喉科临床手册

阻塞性睡眠呼吸暂停低通气综合征

【定义】

阻塞性睡眠呼吸暂停低通气综合征(OSAHS)是指睡眠时上气道塌陷阻塞引起的呼吸暂停和低通气不足,伴有打鼾、睡眠结构紊乱、频繁发生血氧饱和度下降、白天嗜睡等病征,可分为中枢型、阻塞型、混合型。本病常见于中年以上的肥胖人群,也可见于部分儿童和青少年。

本病属于中医学"鼾眠"范畴。

【诊断要点】

1. 临床表现

(1)儿童多有喉核、腺样体肥大或慢性鼻炎、过敏性鼻炎、慢性鼻窦炎等病史,中老年则多见于肥胖人群。

(2)患者有白天和夜间两类症状。夜间症状有睡眠打鼾,张口呼吸,躁动多梦,甚则一夜睡眠中出现多次短暂的呼吸暂停,为了拮抗呼吸阻塞,患者有睡时乱动、挣扎,突然挥动手臂,甚至坐起或站立,尚有失眠、梦游、梦魇等,有时睡眠前出现幻觉,夜间全身出汗,流涎,咽喉干燥,吞咽障碍等。白天则可出现晨间头昏头痛,常感倦怠乏力,嗜睡,记忆衰退,注意力不集中,工作效率减退,儿童生长发育迟缓等症状。

2. 辅助检查 纤维鼻咽镜检查或电子鼻咽镜检查,可见鼻腔、鼻咽、口咽、喉咽等部位可发现一处或多处组织器官肥大或咽壁肌肉松弛塌陷阻塞气道,如鼻甲肥大、鼻息肉、鼻中隔偏曲、腺样体和扁桃体肥大、软腭肥厚下垂或吸气时塌陷、舌根肥大后坠等,结合影像学检查有助于判断阻塞的部位,应用多导睡眠监测仪(PSG)进行整夜连续的睡眠监测和记录分析,有助于确定打鼾的性质和程度。

【鉴别诊断】

1. 单纯打鼾　只有轻微打鼾,响度＜60 dB,无呼吸暂停和低通气症状。

2. 中枢性呼吸暂停　患者无上气道狭窄,白天呼吸正常,入睡后鼾声轻微,但出现呼吸窘迫。呼吸暂停期间,鼻腔、口腔气流与胸腹式呼吸运动同时暂停。

3. 甲状腺功能低下、肢端肥大症　此类患者可有阻塞性睡眠呼吸暂停低通气综合征的症状,但通过生化检测及相关体征不难鉴别。

【治疗】

1. 中医治疗

(1) 辨证论治

1) 痰瘀互结证:睡眠打鼾,张口呼吸,甚或呼吸暂停。形体肥胖,痰多胸闷,恶心纳呆,头重身困。唇黯,舌淡胖有齿印,或有瘀点,苔腻,脉弦滑或涩。

治法:化痰散结,活血祛瘀。

方药:导痰汤合桃红四物汤加减。

若舌苔黄腻,可加黄芩以清热;局部组织肥厚增生,可加僵蚕、贝母、蛤壳、海浮石等以加强化痰散结之功效。

2) 肺脾气虚证:睡眠打鼾,甚或呼吸暂停,形体肥胖,肌肉松软,行动迟缓,神疲乏力,记忆力衰退,瞌睡时作。小儿可见发育不良,注意力不集中。舌淡苔白,脉细弱。

治法:健脾和胃,益气升阳。

方药:补中益气汤加减。

若夹痰湿,可加茯苓、薏苡仁以健脾利湿,加半夏以燥湿化痰,

中西医结合耳鼻咽喉科临床手册

若兼血虚,可加熟地黄、白芍、枸杞、桂圆肉以加强养血之力;若记忆力差,精神不集中,可加益智仁、芡实等;若嗜睡,可加石菖蒲、郁金以醒脑开窍。

(2)其他疗法:扁桃体烙治或啄治法,适合于扁桃体肥大引起者,具体参照"慢性扁桃体炎"外治法。

2. 西医治疗

(1)非手术治疗

1)调整睡眠姿势:尽量采取侧位或俯卧位,侧位可减少舌根后坠,呼吸暂停症状减轻。俯卧位可避免舌根后坠,但难以长时间坚持。

2)药物疗法:抗忧郁药普罗替林或氯丙咪嗪对较轻的阻塞性睡眠呼吸暂停低通气综合征患者有效,前者睡前服用5～30 mg,可通过减少快速动眼期(REM)睡眠的次数而减少呼吸暂停的频率,减少白天嗜睡及低氧血症。变应性鼻炎患者应用抗过敏药物,鼻塞症状较重者喷用减充血剂,均可减少鼻阻力,降低吸气时的咽部负压,改善通气。

3)减肥疗法:本病患者体重超重者较多,减肥后症状可缓解,但其作用是部分和暂时性的。但也有部分学者认为,减肥对呼吸和临床症状并无影响。

4)气道保持法:① 舌保持器;② 鼻导管法;③ 鼻瓣扩张器。

5)鼻腔气道持续正压通气法(NCPAP):通过专门的装置,在睡眠时持续向气道增加一定压力的正压气流,维持肌肉的张力,可防止上气道塌陷引起的呼吸阻塞,改善睡眠质量。

(2)手术治疗:在非手术治疗尤其是鼻腔气道持续正压通气法治疗无效时,便可考虑手术治疗。

1)鼻部手术:如鼻瓣塌陷扩张术、鼻中隔偏曲矫正术、鼻甲肥大的部分切除或黏骨膜下切除术及鼻息肉或肿瘤切除术等。

2)口腔矫治:通过专门设计的口腔矫正器进行口腔矫治,以改善睡眠时下咽部的狭窄导致的打鼾,适用于下颌骨发育不良的小下颌患者及舌根后坠的患者。

3) 咽部手术：如果打鼾明确为鼻腔、鼻咽、口咽、喉咽等处组织器官肥大或咽部肌肉松弛引起，可以手术治疗。根据阻塞部位不同采取相应的手术，如腺样体或扁桃体切除术、悬雍垂腭咽成形术(UPPP)、腭咽成形术(PPP)等。

4) 舌部手术：舌缩小成形术、激光舌根切除术。

5) 下颌骨前移手术：下颌骨前徙术、下颌骨前下部矢状骨切开术。

6) 上颌骨、下颌骨和舌骨徙前术。

7) 舌骨手术：舌骨扩张术、舌骨前移术。

8) 气管切开术(或气管造口术)。

9) 低温等离子射频消融上呼吸道成形术：鼻甲减容术、软腭减容术、软腭上行打孔术、悬雍垂缩短术、腭咽弓打孔术、舌根减容术、扁桃体减容术等。

【预后与转归】

儿童或青年患者多属单纯打鼾，若能去除阻塞原因，辅以中医药治疗，预后良好；老年患者、重度肥胖及有心脑疾病者，若晚间睡眠中呼吸暂停时间过长或频发，存在猝死的风险，应及早明确诊断及时治疗。

【预防与护理】

(1) 采取合理的睡眠姿势，尽量采取侧卧位，可减少舌根后坠，改善通气。

(2) 控制体重，本病与肥胖有一定关系，因此控制饮食、增加运动以减轻肥胖，有预防和辅助治疗作用。

(3) 饮食有节，少食肥甘厚腻，戒除烟酒，以免滋生痰湿，加重阻塞。

(4) 有外感时积极治疗，以免加重鼻窍、颃颡及喉关等部位的阻塞症状。

中西医结合耳鼻咽喉科临床手册

鼻咽血管纤维瘤

【定义】

鼻咽血管纤维瘤是鼻咽部最常见的良性肿瘤,与一般纤维瘤不同,为致密结缔组织、大量弹性纤维和血管组成。好发于10~25岁青年男性,故又名"男性青春期出血性鼻咽血管纤维瘤"。一般在25岁以后可能停止生长,发病原因不明。但因其源于颅底,肿瘤生长扩张能力强,又有凶猛的大出血,故临床上虽属良性,但发展后期结果严重。

本病属于中医学"颃颡血瘤"范畴。

【诊断要点】

1. 临床表现

(1) 出血:常表现为反复阵发性鼻腔或口腔大量出血,且常为患者首诊主诉,由于反复大量出血,患者因此而有不同程度的贫血。

(2) 鼻塞:肿瘤堵塞后鼻孔并侵入鼻腔,引起一侧鼻塞,逐渐发展为双侧鼻塞,常伴有流鼻涕、闭塞性鼻音,嗅觉减退等。

(3) 其他症状:肿瘤压迫咽鼓管咽口,可引起耳鸣就听力下降。三叉神经受压,则出现剧烈的三叉神经痛和耳内放射性疼痛。瘤体侵入眼眶,则发生眼球移位,运动受限,视神经受压,则出现视力障碍,甚至引起视神经萎缩;侵入翼腭窝或颞窝,则出现颊部或颞部隆起和张口受限;侵入颅内,常有剧烈头痛及脑神经受压症状或发生颅内并发症;向下发展,可使软腭膨隆,在口咽部可见肿瘤。

(4) 鼻咽部可见表面光滑圆形或呈结节状的肿瘤,色淡红,表

223

面有明显的血管纹。瘤体侵入后鼻孔和鼻腔,可引起外鼻畸形或软腭下陷。

2. **辅助检查**　鼻咽镜检查可协助诊断,CT 和 MRI 检查可清晰显示瘤体位置、大小、形态,了解肿瘤累及范围和周围解剖结构的关系。DSA 检查可了解肿瘤的血供并可进行血管栓塞,以减少术中出血。由于此瘤极易出血,一般不做活检。

【鉴别诊断】

1. **腺样体肥大**　好发于儿童,可见腺样体面容,检查可见鼻咽顶及后壁有明显增生肥厚的分叶状淋巴组织,形如半个剥了皮的橘子,质软,不易出血。

2. **早期鼻咽部恶性肿瘤**　如有痰中带血,特别是晨起擤鼻时第一口痰中带血,或有耳鸣、耳闷、颈淋巴结肿大等,应注意排除鼻咽恶性肿瘤。鼻咽部活检有助于诊断。同时,应注意排除癌前病变。

【治疗】

1. 中医治疗

(1) 辨证论治

肝郁化火证:鼻衄反复发作,量多色深红,鼻塞不适。全身或见口苦咽干,头晕目眩,胸闷不舒,胁痛,耳鸣。舌质红,舌边尖瘀点,苔黄,脉弦数或细数。检查见鼻腔及鼻咽血管瘤色黯红,血丝缠绕。

治法:疏肝散结,凉血止血。

方药:柴胡清肝汤加减。

可加青皮、夏枯草、贝母、山慈姑软坚散结。如肝火亢盛而致鼻衄量多,可用龙胆泻肝汤加牡丹皮、白茅根、赤芍、茜草根、侧柏叶以清肝泻火,凉血止血。

(2) 其他疗法

1) 鼻出血时,应遵循"急则治其标"的原则,先做局部止血处理。

2）手术治疗。

2. 西医治疗　主要采取手术切除肿瘤治疗。肿瘤较小者,可行放疗后再以电凝固术破坏之。根据肿瘤的范围和部位传统上采取以下不同的手术径路:

（1）肿瘤位于鼻咽部或侵入鼻腔鼻窦者,采用硬腭进路。

（2）肿瘤侵及翼腭窝及颞下窝者,可采用硬腭进路加颊侧切口或面正中揭翻进路。

（3）肿瘤侵入颅内者,则采用颅颌联合进路。

但是,近年来,随着鼻内镜技术的发展,鼻内镜下行鼻咽血管纤维瘤切除术逐渐取代了以上传统的术式,若肿瘤范围局限于鼻咽部或侵及鼻腔鼻窦,甚至部分瘤体侵及翼腭窝,未广泛累及颅内或波及颅内者均可采用鼻内镜下行鼻咽血管纤维瘤切除术。该术式既能切除肿瘤,又能达到创伤小、恢复快、不影响面容等优点。术前行 DSA 检查及术中控制血压可减少术中出血。

【预后与转归】

本病及早治疗一般预后尚佳,若延误治疗,可因反复大出血而危及生命。

【预防与调护】

（1）本病应争取早期治疗,防止发生多次反复出血。

（2）饮食宜清淡,忌食辛辣炙煿助火动血之品。

（3）避免剧烈活动,以防止大出血。

第五章　咽喉科疾病

鼻 咽 癌

【定义】

鼻咽癌是指发生于鼻咽部的恶性肿瘤。临床以血涕、鼻塞、耳鸣耳聋、颈部恶核及头痛等为主要症状，是我国高发恶性肿瘤之一。我国广东省、广西壮族自治区、湖南省、福建省等地发病率较高，男性发病率为女性的2～3倍，40～60岁为高发年龄组。

鼻咽癌病变部位隐秘，古时缺乏必要的器械进行检查，故没有专门的病名及论述，但根据鼻咽癌症状，古医籍中在"失荣""上石疽""瘰疬""真头痛"等中有类似记载，故可参考相关内容进行中医辨证施治。

【诊断要点】

1. 临床表现

(1) 鼻部症状：早期可见回吸涕中带血或擤鼻涕带血，时有时无，多不引起患者重视，瘤体增大堵塞后鼻孔后出现鼻塞，始为单侧，继之双侧。

(2) 耳部症状：肿瘤发生于咽隐窝者，早期可压迫或阻塞咽鼓管咽口，引起该侧耳鸣、耳闭塞感及听力下降，临床容易误诊为分泌性中耳炎。故当反复发作分泌性中耳炎，要警惕本病的可能。

(3) 颈部淋巴结肿大：为首发症状者约占60％，转移常出现在颈深部上群淋巴结，初起为单侧，继之发展为双侧。

(4) 脑神经症状：发生于咽隐窝的肿瘤，可破坏颅底骨质或通过破裂孔和颈内动脉管侵犯岩骨尖引起Ⅴ、Ⅵ对脑神经损害，继而累及Ⅳ、Ⅲ、Ⅱ对脑神经出现偏头痛、面部麻木、复视、上睑下垂、视力下降等症状。瘤体可侵犯咽旁间隙或因转移淋巴结压迫引起Ⅸ、Ⅹ、Ⅻ对脑神经受损而出现软腭瘫痪、反呛、声嘶、伸舌偏斜等症状。

（5）头痛：临床上常见，多表现为单侧持续性疼痛，部位多在颞、顶部。

（6）转移：颈部淋巴结转移率较高，颈部肿大的淋巴结无痛、质硬，早期可活动，晚期与皮肤或深层组织粘连而固定。鼻咽癌虽可转移至全身各个部位，但以骨、肺、肝居多，且常为多个器官同时发生。

（7）恶病质：可因全身器官功能衰竭死亡，也有因突然大出血而死亡者。

（8）鼻咽癌常好发于咽隐窝及鼻咽顶前壁，常呈小结节状或肉芽肿样隆起，表面粗糙不平，易出血，有时表现为黏膜下隆起，表面光滑。早期病变不典型，仅表现为黏膜充血、血管怒张或一侧咽隐窝较饱满，对这些病变要特别重视，以免漏诊。颈上深部可触及质硬、活动度差或不活动、无痛性肿大淋巴结。

2. 辅助检查

（1）纤维鼻咽镜或鼻内镜检查可有助于发现早期微小病变。

（2）EB病毒血清学检查，可作为鼻咽癌诊断的辅助指标。

（3）CT和MRI检查可清晰显示瘤体位置、大小、形态，了解肿瘤侵犯范围和颅底骨质破坏的程度。

【鉴别诊断】

1. 腺样体肥大　好发于儿童，可见腺样体面容，检查可见鼻咽顶及后壁有明显增生肥厚的分叶状淋巴组织，形如半个剥了皮的橘子，质软，不易出血。

2. 鼻咽纤维血管瘤　好发于青少年。肿瘤生长缓慢，色红、大小不一，表面呈结节状，质地较硬。临床常表现为反复鼻腔和口腔大量出血，肿瘤堵塞后鼻孔导致鼻塞，压迫咽鼓管咽口引起耳鸣及听力下降，压迫三叉神经引起三叉神经痛和耳内放射性疼痛。

侵入眼眶可发生眼球移位,运动受限等。鼻咽镜检查时可见表面光滑圆形或呈结节状的肿物,色淡红,表面有明显血管纹,有时可见肿瘤侵入鼻腔或推压软腭突出于口腔;触诊,典型者质坚硬如骨,不能移动,可触之根部在颅底,与周围组织可有粘连,但血管成分较多者,则质较软。

【治疗】

1. 中医治疗

(1) 辨证论治

1) 气血凝结证:鼻涕带血,耳内胀闷或耳鸣耳聋,鼻塞,头痛,或胸胁胀痛。舌质黯红或有瘀斑瘀点,舌苔白或黄,脉弦细或涩缓。检查见鼻咽部肿块黯红,或有血脉缠绕,触之易出血,颈部或有硬实肿块。

治法:行气活血,软坚散结。

方药:丹栀逍遥散加减。

可加三棱、莪术、穿山甲以攻坚散结;加昆布、牡蛎以软坚散结。诸药合用,有行气活血、消坚散结的作用。

2) 痰浊结聚证:鼻塞涕血,头痛头重,耳内胀闷,或痰多胸闷,体倦嗜睡,恶心纳呆。舌质淡红,舌体胖大边有齿痕,舌苔白或黄腻,脉弦滑。检查见鼻咽部肿块色淡红或有分泌物附着,颈部多有较大肿块。

治法:清化痰浊,行气散结。

方药:清气化痰丸加减。

可加山慈菇、浙贝母、海藻等以加强软坚散结的作用。

3) 火毒困结证:痰涕带血量较多,污秽腥臭,耳鸣耳聋,头痛剧烈,或视蒙复视,咳嗽咳痰,痰黄色稠,心烦失眠,口苦咽干,小便短赤,大便秘结。舌质红,脉弦滑数。检查见鼻咽部肿块溃烂,或呈菜花状,颈部或有硬实肿块。

治法:泻火解毒,疏肝散结。

方药:柴胡清肝汤加减。

若火毒极盛,可加山豆根、马勃、青黛等以苦寒泄热解毒;若体虚胃纳欠佳,可加白术、鸡内金;若火毒伤阴,可加沙参、玄参、白茅根。

4) 正虚毒滞证:鼻塞涕血,耳鸣耳聋,头痛眩晕,形体瘦弱,或有盗汗、腰膝酸软、五心烦热。舌质红,少苔,脉细。检查见鼻咽部肿块隆起,色红或淡红,或血丝缠绕,或脓血涕附着,颈部或可扪及恶核。

治法:调和营血,扶正祛邪。

方药:和荣散坚丸加减。

鼻咽癌各型临床表现多为邪实正虚,但早期往往以邪实为主,晚期则以正虚为主,故在治疗过程中,或攻补兼施,或先攻后补,或先补后攻,应根据病情灵活施治。

除此之外,临床还应根据不同症状加减用药:如颈部肿块巨大,痰多者,可选加生南星、生半夏等以攻坚逐痰散结;肿块大而硬实者,可选加虻虫、土鳖、红花、桃仁、泽兰以破血逐瘀散结;如头痛剧烈者,可选加露蜂房、五灵脂、沉香、木香、蔓荆子、藁本等,亦可配服云南白药或活血化瘀中成药以活血祛瘀,行气止痛;如出现鼻衄或痰血,可选加旱莲草、白茅根、仙鹤草、紫珠草、藕节、白及、马勃、阿胶等以止血;如肿物溃烂,腐败溃脓较多,可加鱼腥草、马勃、穿山甲、皂角刺等清热利湿排脓之品;若脉络痹阻,出现口眼歪斜、复视、伸舌不正、言语不清、面麻瘫痪等,可合牵正散以祛痰止痉,或选加地龙、蝉衣、蜈蚣、白芍、钩藤等以通络止痉。年老体弱者,或鼻咽癌后期,伤阴耗气,气血衰败,应根据病情变化,结合补虚扶正,以达到扶正祛邪的目的。

(2) 放疗、化疗配合中医治疗:放疗或化疗鼻咽癌,可以有效地杀灭或抑制癌细胞,但往往伴随着不同程度的副反应,影响脏腑功能及患者生活质量。因此,治疗过程中配合中医辨证施治,可有效减缓副反应,调整脏腑功能,提高患者生活质量。临床上,根据放疗、化疗后患者出现不同的症状,可分为肺胃阴虚、气血亏损、脾胃失调、肾精亏损四种证型。

1）肺胃阴虚证：口干咽燥，口渴喜饮，或口唇燥裂，鼻干少津，或口烂疼痛，干呕或呃逆，干咳少痰，胃纳欠佳，大便秘结，小便短赤。舌质红而干，少苔或无苔，脉细数。检查见鼻、鼻咽及口咽黏膜充血、干燥，或有干痂、脓痰附着。

治法：清肺养胃，润燥生津。

方药：泻白散合沙参麦冬汤加减。

若口烂疼痛较甚者，为体内津液耗伤，心脾两经火炽，可合导赤散以清热利湿。

2）气血亏损证：头晕目眩，面色苍白或萎黄，咽干、鼻干少津，或涕中带血丝，气短乏力，四肢麻木，心悸怔忡，失眠多梦，甚则头发脱落，爪甲无华，口气微腥臭。舌质淡或淡黯、少津，脉细无力。检查见口咽及鼻咽部黏膜淡红而干，或有少许痂块附着。

治法：健脾养心，益气补血。

方药：归脾汤加减。

若头发脱落，爪甲无华，为气血亏虚、精气不足的表现，可用大补元煎加首乌、菟丝子、补骨脂、黑芝麻等。也可选用十全大补汤。

3）脾胃失调证：形体消瘦，胃纳欠佳，厌食，恶心呕吐，或呕吐酸水，呃逆心烦，腹胀腹痛，胸脘痞满，大便溏。舌质淡，苔白厚，脉细弱。检查见口咽及鼻咽部黏膜淡红、微干，或有脓涕痂块附着。

治法：健脾养心，和胃止呕。

方药：香砂六君子汤加减。

可选加藿香、布渣叶、神曲、麦芽、山楂、鸡内金、竹茹等消食醒胃的药物，若脾虚较甚者，亦可选配黄芪、人参等。

4）肾精亏损证：形体消瘦，眩晕耳鸣，听力下降，精神萎靡，口舌干燥，咽干欲饮，腰膝酸软，遗精滑泄，五心烦热或午后潮热。舌红少苔或无苔，脉细弱或细数。检查见咽黏膜潮红、干燥，鼻咽可有血痂或脓痂附着。

治法：补肾固本，滋阴降火。

中西医结合耳鼻咽喉科临床手册

方药：六味地黄丸加减。

若阴损及阳，出现形寒肢冷等肾阳虚或阴阳俱虚的表现，可选加补骨脂、熟附子、肉桂、骨碎补、淫羊藿等温补肾阳药。若阳虚水泛，头面浮肿，可选真武汤。

（3）其他疗法

1）滴鼻：涕多腥臭污秽者，可用清热解毒、芳香通窍的滴鼻剂滴鼻，鼻咽部放疗后，鼻咽部黏膜萎缩，干燥痂多者，可用滋养润燥的滴鼻剂滴鼻。

2）外敷：放射性皮炎，轻者皮肤粗糙、瘙痒，重者起颗粒，皮肤增厚水肿、发红、丘疹，甚则皮损难愈。可外敷黄连膏。皮损渗液者，可掺珍珠层粉以收敛生肌。鼻出血者应按照鼻出血治疗。

2. 西医治疗　鼻咽癌大多对放疗具有中度敏感性，放疗是鼻咽癌的首选治疗方法。但是对较高分化癌、病程较晚及放疗后复发的病例，手术切除和化疗亦属不可缺少的手段。

放疗常采用钴-60 或直线加速器高能放疗。放疗期间可配合化疗、中医中药治疗及免疫治疗，以防止远处转移，提高放疗敏感性和减轻放疗并发症。

以下情况可采用下述治疗：

（1）鼻咽癌放疗后 3 个月鼻咽部仍有残灶或局部复发，可采用光辐射（激光＋光敏剂）治疗或手术治疗。

（2）放疗后仍有颈部残存转移灶，可手术切除残灶。

（3）放疗后复发者或原发灶仍有残灶者也可以应用化疗。

鼻咽癌放疗后 5 年生存率为 50％左右，局部复发与远处转移是主要死亡原因。

【预后与转归】

本病若能早期发现，早期治疗，5 年生存率可达 60％以上。局部复发与转移是主要死亡原因。

【预防与调护】

（1）应争取早期诊断，早期治疗。

（2）医护人员要向患者做好思想疏导工作，使患者消除恐惧心理，解除思想顾虑，为疾病的治疗康复创造有利条件。

（3）鼻咽癌晚期，由于脑神经损害和多系统的远处转移，可出现不同程度的疼痛，有时疼痛持续而剧烈，应及时给予镇痛处理。

（4）复视者，应嘱咐患者勿擅自外出，以免发生意外，并用纱布覆盖患眼，以减轻复视症状。

（5）对口臭、流涕污秽者，应加强口腔、鼻及鼻咽护理，可用药液含漱，清洁口腔，配合滴鼻，冲洗鼻腔、鼻咽等。

（6）出现鼻出血时，可参照"鼻出血"进行护理。

喉 乳 头 状 瘤

【定义】

喉乳头状瘤是喉部最常见的良性肿瘤。可发生于任何年龄，但以 10 岁以下儿童多见。儿童患病瘤体生长较快，极易复发，多数为多发性，随年龄增长有自限趋势。成人患病则有癌变可能。

本病属于中医学"喉瘤"范畴。

【诊断要点】

1. 临床表现

（1）进行性声嘶，肿瘤较大者甚至失声，也可出现喉喘鸣及呼吸困难。由于儿童喉腔较小，肿瘤生长较快，且倾向于多发性，故易发生喉阻塞。

（2）肿瘤呈苍白、淡红或黯红色，表面呈桑葚状或仅粗糙不平如绒毛而无乳头可见。

2. 辅助检查　喉镜检查可见淡红色或黯红色、表面不平、呈乳头状的肿瘤。成人病变一般为单发性，幼儿者多基底广，多发性，主要位于声带，可向上波及室带、会厌，向下蔓延至声门下、气管。CT 和 MRI 检查可清晰显示瘤体位置、大小、形态，了解肿瘤累及范围及与周围解剖结构的关系。组织活检可明确诊断。

【鉴别诊断】

1. 喉血管瘤　多发于婴幼儿，喉部血管瘤多不显症状，如有损伤则可致不同程度的出血，发生于声带附近者才有声嘶。喉镜检查可见毛细血管瘤呈红色或略紫色，表面光滑；海绵状血管瘤黯红，表面高低不平，可延及颈部皮下，隐现青紫色。

2. 喉癌 多发于 50～70 岁,临床上年龄超过 40 岁,伴有声嘶、咽喉部不适、异物感者,需警惕本病的发生。喉镜检查见癌肿可发生于声门上、声门、声门下及声门旁,形态有菜花型、溃疡型、结节型、包块型四种。

【治疗】

1. 中医治疗

(1) 辨证论治

1) 肺胃蕴热,痰浊结聚证:咽喉不适,喉中哽噎不利,或声音不扬,声音嘶哑,甚则气喘痰鸣,可伴有咽干舌燥,便结尿黄。舌质红,苔黄,脉弦或弦滑数。检查见喉部肿瘤色红。

治法:清泄肺胃,化痰散结。

方药:清咽双和饮合二陈汤加减。

可加瓜蒌仁、山慈菇等以加强化痰散结之力。

2) 肝气郁结,气滞血瘀证:咽喉哽噎不利,或声音嘶哑,讲话费力,甚则失声,气喘痰鸣,口苦咽干,胸闷不舒。舌质红或黯红,舌边或有瘀点,苔微黄,脉弦或弦滑数。检查见喉部肿瘤色黯红。

治法:疏肝解郁,活血化瘀。

方药:会厌逐瘀汤加减。

可加香附、郁金、青皮以加强方中疏肝解郁理气之功。痰多者,加浙贝母、瓜蒌仁、山慈姑;声音嘶哑者,加蝉衣、木蝴蝶等。

(2) 其他疗法

1) 烙治法:适用于较小的乳头状瘤,用特制烙铁,将烙铁头放于酒精灯上烧红,蘸香油后,迅速烙于患处,每次烙 10～20 下,烙时注意慎勿触及其他部位。如患处表面有烙后的白膜,应轻轻刮去再烙。一般隔日烙 1 次,直至患处平复为止。

2) 手术治疗:根据肿瘤的不同部位及大小采用不同的手术方法切除。

2. 西医治疗 临床治疗本病应根据患者年龄,肿瘤大小、部位、范围及多发情况综合考虑治疗方案。

中西医结合耳鼻咽喉科临床手册

1）手术疗法：在直接喉镜或间接喉镜下用喉钳咬除肿瘤。对于范围较广或侵犯黏膜下层的多发肿瘤，或超过青春期多次多发的病例，可行喉裂开术。

2）免疫疗法：① 干扰素治疗，干扰素又称病毒抑制因子，是由某些物质（如病毒等）作用于细胞后，诱导细胞产生的广谱抗病毒物质。目前主要有三种干扰素：即人白细胞干扰素、人成纤维细胞干扰素和类淋巴细胞干扰素。但用干扰素治疗停药后复发仍较常见，而且干扰素治疗也有副反应，一般多见畏寒、发热、厌食等。② 转移因子、自体疫苗、卡介苗等治疗均无肯定作用，现应用较少。

3）激光治疗：在支撑喉镜下用CO_2激光切除肿瘤现已广泛应用，其优点是准确、无出血、视野清楚、损伤小、术后并发症少、缓解期长、气管切开率低，是目前治疗喉乳头状瘤的有效方法之一。但激光治疗亦有并发症：最常见的为前联合蹼样粘连，偶见后联合粘连或持续性的声带水肿。目前也有报道应用低温等离子体切除喉乳头状瘤。小儿有呼吸困难者，应先行气管切开术。儿童患者易复发，需反复多次手术。成人的乳头状瘤多次复发者，需注意有癌变的可能。

【预后与转归】

本病一般预后良好，但可复发。儿童喉乳头状瘤极易复发，若蔓延到气管，可阻塞气道，甚至危及生命，成人喉部乳头状瘤则有癌变可能。

【预防与调护】

（1）注意饮食有节，少食辛热之品，戒烟酒等不良嗜好。

（2）侵犯声带者应注意声带休息。

（3）一旦发现，应及早彻底治疗，并及时进行病理检查，以防恶变。

喉　癌

喉癌是发生于喉部最常见的恶性肿瘤,分为原发性和继发性两种,原发性喉癌指原发部位在喉部的肿瘤,以鳞状细胞癌最为常见;继发性喉癌指来自其他部位的恶性肿瘤转移至喉部,较为少见。其发病率目前呈逐年上升趋势。其发病率具有地区、性别差异,在我国,东北地区发病率最高,男性较女性多见。本病的高发年龄段为 50～70 岁。

本病属于中医学"咽喉菌"范畴。

【诊断要点】

1. **临床表现**　喉癌的症状以声嘶、呼吸困难、咳嗽、吞咽困难及颈淋巴结转移为主,有时尚可发生咽异物感、口臭及少量咯血。上述症状发生的顺序视肿瘤原发的部位而异。

(1) 喉声门上癌(包括边缘区):多原发于会厌舌面根部,还包括原发于室带、喉室、杓会厌襞、杓间区等。早期无任何症状,甚至肿瘤发展至相当程度时,仅有轻微或非特异的感觉,如咽部不适、异物感等,往往在肿瘤发生淋巴结转移时才引起警觉。该型肿瘤分化差,发展快,出现深层浸润时可有咽痛,向耳部放射,吞咽时疼痛加剧。如肿瘤侵犯杓状软骨、声门旁或喉返神经可引起声嘶。肿瘤侵蚀血管后痰中带血,常有臭味,向下侵及声带时才出现声嘶、呼吸困难等。该区淋巴管丰富,易向颈深部上组位于颈总动脉分叉处淋巴结转移。因此,中年以上患者,出现咽喉部持续不适者,应重视,及时检查以及早发现肿瘤并治疗。

（2）声门癌：由于原发部位为声带，前中 1/3 处较多。早期症状为声音的改变，如发音易疲倦，无力，易被认为是"咽喉炎"，因此 40 岁以上，声嘶超过 2 周者，应当仔细行喉镜检查。随着肿瘤的进展，可出现声嘶加重甚至失声，肿瘤体积增大可致呼吸困难。晚期随着肿瘤向声门上区或下区发展，可伴有放射性耳痛、呼吸困难、吞咽困难、咳痰困难及口臭等。最后可因大出血、吸入性肺炎或恶病质死亡。该型一般不易发生转移，但肿瘤突破声门区则很快出现淋巴转移。

（3）声门下癌：该型少见，原发部位位于声带平面以下、环状软骨下缘以上的癌肿。因位置隐蔽，早期症状不明显，常规喉镜检查不易发现，易误诊。在肿瘤溃烂时可出现刺激性咳嗽，痰中带血，甚至咯血等。声门下区堵塞可出现呼吸困难，也可穿破环甲膜至颈前肌肉及甲状腺，亦可侵犯食管前壁。当肿瘤侵犯声带则出现声嘶。该区癌肿常有气管前或气管旁淋巴结转移。对于不明原因吸入性呼吸困难、咯血者，应当仔细检查声门下区及气管。

（4）贯声门癌：又称为贯声门癌或贯声门癌，指原发于喉室的癌肿，跨越声门上区及声门区，以广泛浸润声门旁间隙为特点，癌在黏膜下浸润扩展。早期不易发现，当出现声嘶时，常已先有声带固定，而喉镜检查仍不能窥见肿瘤。癌肿向声门旁间隙扩展，侵及甲状软骨。

（5）体格检查可见喉核、软腭、会厌、声带、喉室或披裂等处可见菜花样肿物，表面布有血丝，或见肿物溃烂，有污秽分泌物附着，晚期则声带固定，喉摩擦音消失，颈部或有淋巴结肿大。

2. 辅助检查

（1）喉镜检查：可见喉癌的形态有菜花型、溃疡型、结节型及包块型。间接喉镜检查简便易行，在门诊可完成。但因患者配合问题，有时不能检查清楚喉部各结构，需要进一步选择其他检查如纤维喉镜检查以明确情况。

（2）纤维喉镜：镜体纤细、柔软、可弯曲，光亮强，有一定的放大功能，并具备取活检的功能，有利于看清喉腔及邻近结构的全貌，利于早期发现肿瘤并取活检。检查时应特别注意会厌喉面、前联合、喉室及声门下区，观察声带运动是否受限或固定。

（3）频闪喉镜检查：通过动态观察声带振动情况，能够早期发现肿瘤。

（4）影像学检查：通过 X 线、CT 及 MRI 检查，能够确定喉癌侵犯周围组织器官的情况及转移情况。通过浅表超声影像检查，可观察转移淋巴结及与周围组织的关系。

（5）活体组织病理学检查（简称活检）：是喉癌确诊的主要依据。标本的采集可以在喉镜下完成，注意应当钳取肿瘤的中心部位，不要在溃疡面上取，因该处有坏死组织。有些需要反复多次活检才能证实。活检不宜过大过深，以免引起出血。

【鉴别诊断】

1. 喉结核　早期喉癌须与之相鉴别，声带癌多原发于声带的前 2/3，喉结核多位于喉的后部，表现为喉黏膜苍白、水肿，多个浅表溃疡。喉结核的主要症状为声嘶和喉痛，胸部 X 线片、痰结核菌检查等有利于鉴别诊断，但最终确诊需要活检。

2. 喉乳头状瘤　表现为声嘶，也可出现呼吸困难。其外表粗糙，呈淡红色，肉眼较难鉴别；尤其成人喉乳头状瘤是癌前病变，须活检鉴别。

【治疗】

1. 中医治疗

（1）辨证论治

1）肺热郁蒸，痰热互结证：咽喉堵塞感及微痛不适，或声嘶，咳嗽痰多，或痰中带血丝。舌质红，苔白或黄腻，脉滑略数。检查见喉部肿块色淡红，有分泌物附着，颈部或有恶核。

治法：清肺泻热，化痰散结。

方药：清气化痰丸加减。

中西医结合耳鼻咽喉科临床手册

若痰多,颈部肿块巨大,宜加山慈姑、猫爪草、夏枯草、浙贝母以散结聚。

2) 脾胃热盛,火毒内困证:咽喉疼痛,吞咽不利,头痛剧烈,或声音嘶哑,甚则失声,咳嗽痰稠,痰中带血,甚则张口困难,伸舌不便,口臭流涎,呼吸困难,气喘痰鸣。全身或见口干口臭,或耳鸣耳聋,小便短赤,大便秘结。舌质红或红绛,苔黄燥,脉弦滑数。检查见喉部肿块如菜花状,表面有污秽腐物,颈部或有恶核。

治法:泻火解毒,消肿散结。

方药:黄连解毒汤加减。

临床可选加山豆根、白花蛇舌草、七叶一枝花、夏枯草、马鞭草等以苦寒泄热毒。大便秘结者加大黄、玄明粉。

3) 肝气郁结,气滞血瘀证:咽喉哽噎不利,吞咽困难,头痛剧烈,声音嘶哑,痰中带血,甚则气喘痰鸣,呼吸困难。全身症见胸闷不舒,胁痛,耳鸣。舌质红或黯红,舌边或有瘀点、紫斑,苔白或微黄,脉弦细涩或弦缓。检查见喉部肿块凹凸不平,色黯红或有血丝缠绕,触之易出血,颈部或有恶核。

治法:行气活血,祛瘀散结。

方药:会厌逐瘀汤加减。

可选加三棱、莪术、水蛭、虻虫、王不留行、牡丹皮、泽兰等以加强本方活血祛瘀的作用。

除上述三型以外,还可根据病情加减用药:

A. 咳嗽痰多者,可选加马勃、鱼腥草、猫爪草、前胡、瓜蒌、海浮石、贝母等。

B. 肿瘤溃烂,表面有污秽物,常流臭涎,渗流血水,可选加蒲公英、紫花地丁、野菊花、土茯苓、白鲜皮、鱼腥草等。

C. 声音嘶哑者,可选加诃子、半夏、杏仁、蝉衣、木蝴蝶、僵蚕、射干等。

D. 局部疼痛或头痛者,可选加延胡索、露蜂房、三七、云南白药等。

（2）其他疗法

1）吹药：可用药物粉末吹患处，如硼砂散、麝香散等，有清热解毒、祛腐散结、生肌止痛的作用。

2）含漱：腐烂流臭涎者，可用金银花、桔梗、甘草煎水漱口。

2. **西医治疗**　目前喉癌的治疗包括手术治疗、放疗、化疗及生物治疗等，有时多种方式联合治疗，使喉癌 5 年生存率得以提高，最大限度地保留了患者喉的发声功能，提高了患者的生活质量。

（1）手术治疗：为治疗喉癌的主要手段。原则是在彻底切除癌肿的前提下，尽可能保留或重建喉的功能，以提高患者的生存质量。在组织胚胎学上，喉的左、右两侧独立发育，声门上、声门及声门下是来自不同的原基；左右淋巴引流互不相通，声门上、声门和声门下淋巴引流各自独立，为喉的手术治疗尤其是部分切除术提供了依据。根据癌肿部位的不同，可采用不同的术式，主要分为喉部分切除术及喉全切除术。

1）支撑喉镜下切除术：适用于喉原位癌或较轻的浸润性病变。目前喉激光手术和等离子手术开展逐渐推广，具有微创、出血少、肿瘤播散率低、保留发声功能良好等优点。主要适合较早期病例。

2）喉部分切除术：包括喉显微 CO_2 激光手术、喉裂开声带切除术；喉垂直部分切除术；喉额前部分切除术；喉水平垂直部分切除术、喉次全切除术或喉近全切除术、喉环状软骨上部分切除术等。还有一些相应的术式改良，根据声门癌侵犯范围选择。

3）声门上喉切除术：适用于声门上癌。

4）全喉切除术：适用于不适宜行喉部分切除术的 T3 喉癌、T4 喉癌，原发的声门下癌，喉部分切除术或放疗后复发者，喉咽癌不能保留喉功能者。

5）喉全切术后喉功能重建：① 气管（环）咽吻合术；② 食管气管造口术；③ 人工喉和电子喉；④ 食管发生法。

中西医结合耳鼻咽喉科临床手册

6）颈淋巴结清扫术：治疗喉癌伴有颈部淋巴结转移的有效方法。

（2）放疗：钴-60和线性加速器是目前放疗的主要手段。对于早期喉癌，放疗治愈率与5年生存率与手术治疗效果相当。缺点是治疗周期长，可能出现味觉、嗅觉丧失及口干等症状。

（3）手术与放疗联合疗法：指手术加术前或术后的放疗，可将手术治疗的5年生存率提高10％～20％。

（4）化疗：按作用分为诱导化疗、辅助化疗、姑息性化疗等。诱导化疗即手术或放疗前给药，此时肿瘤血供丰富，有利于药物发挥作用。辅助化疗指手术或放疗后加用化疗，以杀灭可能残存的肿瘤细胞。姑息性化疗指复发或全身转移的患者，无法手术，采用姑息性的治疗。

（5）生物治疗：虽目前有部分报道，但多数生物治疗处于实验阶段，疗效未肯定。包括重组细胞因子、过继转移的免疫细胞、单克隆抗体、肿瘤分子疫苗等。

【预后与转归】

早期喉癌适当治疗后5年生存率高于90％。复发和转移是影响预后的主要因素。

转移淋巴结数量越多，体积越大，5年生存率越低。肿瘤分化程度越低，转移发生率越高。

【预防与调护】

（1）禁烟，适当控制饮酒。

（2）注意饮食卫生，避免过食辛热炙煿之品，节制烟酒，忌食发霉、有毒食品。

（3）加强环保意识，控制环境污染，避免有毒致癌物质外泄，加强个人防护。

（4）早期发现，早期诊断，早期治疗。对于声嘶超过2周及有异物感者，应及时行喉部检查。

方 剂 索 引

五 画

正骨紫金丹（《医宗金鉴》）：红花、当归、牡丹皮、大黄、血竭、儿茶、莲肉、茯苓、白芍、丁香、甘草。

甘露消毒丹（《温热经纬》）：藿香、石菖蒲、白豆蔻、薄荷、滑石、茵陈、黄芩、连翘、木通、贝母、射干。

右归丸（《景岳全书》）：熟地黄、附子、肉桂、山药、山茱萸、鹿角胶、枸杞、当归、杜仲。

龙胆泻肝汤（《医方集解》）：柴胡、龙胆草、黄芩、栀子、泽泻、车前子、木通、生地黄、当归、甘草。

归脾汤（《严氏济生方》）：人参、炒白术、黄芪、茯神、龙眼肉、当归、远志、酸枣仁、木香、炙甘草、生姜、大枣。

四物消风饮（《外科证治》）：当归、川芎、酒赤芍、熟地黄、黄芩、甘草、荆芥穗、薄荷、柴胡。

仙方活命饮（《校注妇人良方》）：金银花、当归尾、赤芍、乳香、没药活、防风、白芷、陈皮、贝母、天花粉、穿山甲、皂角刺、甘草。

半夏白术天麻汤（《医学心悟》）：半夏、白术、天麻、茯苓、橘红、甘草、生姜、大枣。

半夏厚朴汤（《金匮要略》）：半夏、生姜、厚朴、茯苓、紫苏。

六 画

耳聋左慈丸（《重订广温热论》）：煅磁石、熟地黄、山药、山茱萸、牡丹皮、泽泻、川芎、香附、茯苓、五味子、竹叶、柴胡。

百合固金汤（《医方集解》）：熟地黄、生地黄、百合、麦冬、玄参、白芍、当归、贝母、桔梗、甘草。

会厌逐瘀汤（《医林改错》）：桃仁、红花、当归、赤芍、生地黄、柴胡、枳壳、桔梗、甘草、玄参。

导痰汤（《妇人良方》）：半夏、制南星、陈皮、枳实、茯苓、生姜、甘草。

七 画

杞菊地黄丸(《医级》)：枸杞、菊花、熟地黄、山茱萸、山药、泽泻、生牡丹皮、茯苓。

辛夷清肺饮(《医宗金鉴》)：黄芩、栀子、石膏、知母、桑白皮、辛夷花、枇杷叶、升麻、百合、麦冬。

沙参麦冬汤(《温病条辨》)：沙参、麦冬、玉竹、天花粉、扁豆、甘草、桑叶。

补中益气汤(《脾胃论》)：人参、黄芪、白术、炙甘草、陈皮、当归、升麻、柴胡。

补阳还五汤(《医林改错》)：黄芪、当归尾、赤芍、川芎、桃仁、红花、地龙。

补骨脂丸(《本草纲目》)：补骨脂、菟丝子、胡桃肉、乳香、没药、沉香。

附子理中丸(《伤寒论》)：人参、白术、干姜、附子、甘草。

八 画

肾气丸(《金匮要略》)：干地黄、山药、山茱萸、茯苓、泽泻、牡丹皮、桂枝、制附子。

知柏地黄丸(《医宗金鉴》)：熟地黄、山茱萸、山药、牡丹皮、茯苓、泽泻、知母、黄柏。

和荣散坚丸(《医宗金鉴》)：八珍汤、陈皮、香附、天花粉、昆布、贝母、夏枯草、红花、升麻、桔梗。

泻心汤(《金匮要略》)：大黄、黄芩、黄连。

参苓白术散(《太平惠民和剂局方》)：人参、白术、茯苓、甘草、山药、扁豆、薏苡仁、砂仁、桔梗、陈皮、莲子肉。

九 画

牵正散(《杨氏家藏方》)：白附子、僵蚕、全蝎。

活血止痛汤(《外科大成》)：乳香、没药、苏木、红花、三七、地鳖虫、当归、川芎、赤芍、落得打、紫金藤、陈皮。

十　画

真武汤(《伤寒论》)：茯苓、白术、白芍、生姜、附子。

桃红四物汤(《医宗金鉴》)：桃仁、红花、川芎、当归、生地黄、芍药。

柴胡清肝汤(《医宗金鉴》)：柴胡、当归、川芎、白芍、生地黄、黄芩、栀子、连翘、防风、牛蒡子、天花粉、甘草。

逍遥散(《太平惠民和剂局方》)：柴胡、薄荷、当归、白芍、白术、茯苓、生姜、甘草。

凉膈散(《太平惠民和剂局方》)：黄芩、栀子、薄荷、连翘、竹叶、大黄、芒硝、甘草。

益气聪明汤(《证治准绳》)：黄芪、党参、白术、炙甘草、当归、陈皮、升麻、柴胡、香附、川芎、生姜、大枣。

消瘰丸(《医学心悟》)：牡蛎(煅)、生黄芪、三棱、莪术、血竭、乳香、没药、龙胆草、玄参、浙贝母。

通气散(《外科精义》)：玄胡、猪牙皂角、川芎、藜芦、踯躅花。

通窍汤(《古今医鉴》)：麻黄、防风、羌活、藁本、川芎、白芷、细辛、升麻、葛根、苍术、甘草、川椒。

通窍活血汤(《医林改错》)：桃仁、红花、赤芍、川芎、麝香(可用人工麝香代)、老葱、黄酒。

桑菊饮(《温病条辨》)：桑叶、菊花、桔梗、连翘、薄荷、芦根、甘草。

十 一 画

黄芩汤(《医宗金鉴》)：黄芩、栀子、桑白皮、甘草、连翘、薄荷、荆芥穗、赤芍、麦冬、桔梗。

萆薢渗湿汤(《疡科心得集》)：萆薢、滑石、黄柏、泽泻、通草、茯苓、薏苡仁、牡丹皮。

银翘散(《温病条辨》)：金银花、连翘、薄荷、荆芥、牛蒡子、淡竹叶、桔梗、淡豆豉、芦根、甘草。

清气化痰汤(《医方考》)：陈皮、杏仁、枳实、黄芩、瓜蒌仁、茯苓、胆南星、制半夏、姜汁。

清咽双和饮(《喉症金科紫珍集》)：金银花、桔梗、荆芥、前胡、葛根、玄参、贝母、归尾、赤芍、牡丹皮、生地黄。

清咽利膈汤(《外科正宗》)：荆芥、防风、薄荷、金银花、连翘、栀子、黄芩、黄连、桔梗、甘草、牛蒡子、玄参、生大黄、玄明粉。

清瘟败毒饮(《疫疹一得》)：犀角(水牛角代)、玄参、生地黄、赤芍、牡丹皮、黄连、黄芩、栀子、石膏、知母、连翘、桔梗、甘草。

清燥救肺汤(《医门法律》)：桑叶、石膏、麦冬、人参、阿胶、火麻仁、杏仁、枇杷叶、甘草。

十 二 画

温肺止流丹(《疡医大全》)：细辛、荆芥、人参、甘草、诃子、桔梗、鱼脑石散。

疏风清热汤(《中医喉科学讲义》)：荆芥、防风、金银花、连翘、黄芩、赤芍、玄参、浙贝母、天花粉、桑白皮、牛蒡子、桔梗、甘草。

十 四 画

蔓荆子散(《东垣十书》)：蔓荆子、生地黄、赤芍、牛蒡子、竹叶、芦根、麦冬。